U0353423

青光眼
睫状体炎综合征
临床研究进展

组织编写　武汉大学附属爱尔眼科医院／武汉爱尔眼科医院

主审——邢怡桥　主编——周和政

Clinical Research Progress of
Posner–Schlossman
Syndrome

中国科学技术出版社
·北京·

图书在版编目（CIP）数据

青光眼睫状体炎综合征临床研究进展 / 周和政主编 . — 北京 : 中国科学技术出版社 , 2022.10

ISBN 978-7-5046-9690-8

Ⅰ . ①青… Ⅱ . ①周… Ⅲ . ①青光眼—葡萄膜炎—综合征—诊疗—研究 Ⅳ . ① R77

中国版本图书馆 CIP 数据核字 (2022) 第 123043 号

策划编辑	孙　超　焦健姿
责任编辑	孙　超
文字编辑	郭仕薪
装帧设计	佳木水轩
责任印制	徐　飞

出　　版	中国科学技术出版社
发　　行	中国科学技术出版社有限公司发行部
地　　址	北京市海淀区中关村南大街 16 号
邮　　编	100081
发行电话	010-62173865
传　　真	010-62173081
网　　址	http://www.cspbooks.com.cn

开　　本	889mm×1194mm　1/32
字　　数	149 千字
印　　张	7
版　　次	2022 年 10 月第 1 版
印　　次	2022 年 10 月第 1 次印刷
印　　刷	运河（唐山）印务有限公司
书　　号	ISBN 978-7-5046-9690-8 / R·2922
定　　价	68.00 元

编著者名单

主　　审　　邢怡桥

主　　编　　周和政

副 主 编　　吴作红　孙　重　张　莹

编　　者　（以姓氏笔画为序）

　　　　　　石明华　吕　瑾　吕湘云　吴立平

　　　　　　柯　敏　洪　玲　郭化芳　曹丹敏

组织编写　　武汉大学附属爱尔眼科医院 / 武汉爱尔眼科医院

内容提要

　　青光眼睫状体炎综合征是一种特殊类型的继发性青光眼，在我国较为常见。既往临床认为其预后良好，故部分患者对其重视不足，进而导致延误诊治。本书编写团队基于多年临床经验及科研成果，结合相关文献和典型病例，对该病的发病机制、病因诊断、临床特征、预后、治疗原则和方法、手术适应证、手术方式与手术时机的选择等方面进行了详细阐释和深入分析。本书内容丰富实用、阐释简洁明晰，有助于眼科医生及医学生提高对该病的认识，进一步提升临床诊疗及科研水平。

序

　　欣闻周和政教授主编的《青光眼睫状体炎综合征临床研究进展》一书即将出版，为周教授及其团队点赞！

　　近年来，在临床工作中会时常遇到反复发作且饱受病魔困扰的青光眼睫状体炎综合征病例，在很多学术会议上也时常有眼科医生对该病进行专题报告和讨论交流。周和政教授及其团队将他们几十年来对青光眼睫状体炎综合征的临床研究成果整理编撰成书，以分享他们长期系统观察研究得到的重要发现及诊疗经验，实为临床所需。

　　青光眼睫状体炎综合征的发现和命名源于西方，但该病在我国却更为常见，据周和政教授及其团队研究发现，在我国长江中下游流域该病的发病率更高。业界既往认为该病预后良好，多见于青壮年，且往往能够自愈。而近年研究发现，发病年龄跨度大、发作频率高、激素治疗依赖、伴有视神经视功能损害的青光眼睫状体炎综合征患者越来越多见。虽然人们已对该病进行了大量研究，也发现了病毒感染的相关因素，以及给予抗病毒治疗后可获得控制效果，但仍有诸多相关临床问题亟待解决。周和政教授及其团队在书中针对这些问题进行了深入探讨，并结合相关文献和典型病例资料，提出独到见解。虽然临床尚未完全攻克青光眼睫状体炎综合征这一顽症，但书中所述可为该病的临床综合分析提供有益参考。

相信本书的出版，不仅能丰富青光眼和葡萄膜炎领域的知识库，还可供眼科医生制订临床诊疗策略、激发科研兴趣借鉴参考。

再次热烈祝贺！

复旦大学附属眼耳鼻喉科医院

前　言

　　1983年初，我有幸被武汉同济医学院（现为华中科技大学同济医学院）录取为眼科学专业硕士研究生，师从陈润和杨宜家教授，由此涉足眼科，接触青光眼专业。导师给我的研究方向是青光眼睫状体炎综合征。在导师和杜蜀华老师的细心培育下，以及魏厚仁教授的精心指导下，我克服了临床研究工作的种种困难，取得了一些有价值的临床发现，完成了毕业论文《青光眼睫状体炎综合征与原发性青光眼的关系探讨》的撰写，并以优异成绩毕业。恩师们对我呕心沥血的培育之情永世难忘！

　　青光眼睫状体炎综合征在我国属常见眼病，预后也并非绝对良好。当时受限于时间和经验水平，在我的学位论文中对几点新发现并未进行更深入的探究和更充分的论证。毕业后，我一直坚持在这一领域耕耘，先后发表相关论文近20篇，参编外文专著2部，获省部级科技成果二等奖和三等奖共3项，但这点菲薄的成绩实在难以回报恩师们对我的期望。

　　参加工作后，我在这一领域的临床研究得到了王宁利、葛坚和孙兴怀等国内外知名青光眼专家的长期帮助和指导。2019年，我有幸参加了中华医学会青光眼学组《中国青光眼临床诊疗手册》的编写工作，并主笔其中一部分内容，对青光眼睫状体炎综合征的临床诊疗做了一个概要式的介绍。在此，谨对各位专家的关怀、指导和帮助致以诚挚的感谢！因当时篇幅所限，在《中国青光眼临床诊疗手册》中我对青光眼睫状体炎综合征的临床诊疗仅做了概述，未更多涉及近些年的研究发现，如通过 24h 眼压测定对青光眼睫状体炎综合征患者眼压交叉现象的再论证、青光眼睫状体炎综合征患者的青光眼性视神经损害发生的临床途径（病因分型）、青光眼睫状体炎综合征与病毒性角膜炎交替发作等。而这些与青光眼睫状体炎综合征的临床诊治密切相关，因此我们觉得有必要将这些内容独立编撰成书，以期让更多读者全面认识该病，也为眼科医生进行有针对性的诊疗及科研工作提供些许帮助。

在爱尔眼科医院集团领导们的关心和支持下，在中国科学技术出版社的协助下，武汉爱尔眼科医院和武汉大学中南医院的青光眼专家们经过近一年的共同努力，顺利完成本书的编写工作。在此过程中，爱尔眼科医院集团湖北省区科教部计媛媛等同仁在信息资料方面做了大量工作，武汉爱尔眼科医院病案室张昌琴和中部战区总医院眼科叶倩医生等同仁在典型病例和图片资料收集方面提供了大量帮助，在此一并致谢。

武汉大学附属爱尔眼科医院 / 武汉爱尔眼科医院

目 录

绪　论

一、定义

青光眼睫状体炎综合征（glaucoma-tocyclitic syndrome，GTS），俗称青光眼睫状体炎危象（glaucoma-tocyclitic crisi，GTC），简称青睫综合征，是轻度非肉芽肿性虹膜睫状体炎伴原发性开角型青光眼的一种特殊形式，以反复发作的眼压急剧升高为特征，病因及发病机制尚不明确。1925年，Terrie和Veil首次记录了该疾病，并着重提出裂隙灯显微镜检查对该病的诊断十分重要。1935年，Kraupa[1]发现该病与过敏相关，并将其命名为"glaucoma allergicum"。1948年，Posner和Schlossman[2]首次详细描述了该病的临床表现，并归纳其临床特征，将其命名为青光眼睫状体炎危象，因此该病又称为Posner-Schlossmann综合征[3]（Posner-Schlossmann syndrome，PSS）。PSS是一种特殊类型的青光眼伴虹膜睫状体炎，常见于中青年，拥有典型非肉芽肿性虹膜睫状体炎的特征，且眼压明显升高。在大多数患者中，本病呈急性、复发性和单眼发作。

二、发病情况

此病的高发年龄为 20—50 岁，且少见于 >60 岁的人群，该类人群的占比仅为 10%。这种疾病在西方国家较罕见，据报道，芬兰 PSS 的发病率仅为 19/1000 000。但该病在亚洲，特别是在中国的长江中下游地区多见，该病部分地区的发病率与原发性开角型青光眼相近。

PSS 是一种间歇性疾病，在间歇期因其缺乏特征性的诊断体征，继而很难作出相应诊断，也难以采用流行病学方法进行发病率调查。我们[4] 利用了中文文献检索系统的全文检索和 Medline 检索，对 1975—2011 年英汉文献中的 PSS 论文和病例报道进行了检索，并将其分为回顾性研究、病例报道、实验研究和临床报告 4 类，然后分析了作者和患者的区域分布（中文文献分为长江流域和其他地区，英文文献分为亚洲和其他地区）。如果来自同一作者的文献 >2 篇，则选择患者数量最多的文献。统计结果显示，33 篇国内文献中共 1262 名，其中长江流域 20 篇文献中共 991 名，来自其他地区的 13 篇文献中共 271 名。16 篇英文文献中共 181 名，其中 114 名来自亚洲，67 名来自其他地区。上述结果表明，在长江流域附近，有大量与 PSS 有关的文献和病例报道，推测该地区 PSS 的患病率可能更高（表 0–1）。

表 0–1　不同区域作者发表的 PSS 相关文献篇数及报告患者数量

| 文献类型 | 地区 | 回顾性研究（名） | 病例报道（名） | 实验研究（名） | 临床报告 | | 论文数合计（名） |
					论文篇数（篇）	报告例数（名）	
中文	长江流域	0	11	1	20	991	32
	其他地区	2	11	0	13	271	26
英文	亚洲	2	0	2	7	114	11
	其他地区	3	12	0	9	67	24

　　有研究表明，欧洲 PSS 发病率较低。中欧国家的 Tran 等[5]调查了 1990—1993 年瑞士的 435 名葡萄膜炎患者，其中 PSS 占 0.9%，占虹膜睫状体炎的 1%。在北欧国家的葡萄膜炎研究中，Paivonsalo Hietanen 等[6]调查了 1980—1982 年和 1988 年芬兰的 1122 名葡萄膜炎患者，其中 PSS 占该研究样本的 18%，Bro 等[7]调查了 2013—2017 年瑞典南部的 2483 名葡萄膜炎患者，PSS 占该研究样本的 0.7%，占虹膜睫状体炎的 0.8%。

　　亚洲为 PSS 的高发地区。Shirahama 等[8]对日本 2004—2015 年葡萄膜炎的病因调查发现，PSS 占葡萄膜炎的 33%～45%。Siak 等[9]调查了新加坡 1997—2010 年 1249 名葡萄膜炎患者，发现 PSS 占葡萄膜炎的 4.9%，占虹膜睫状体炎的 7.6%，且种族之间具有差异性。在新加坡葡萄膜炎病因调查中，华裔 PSS 的患病率为 5.8%，排名为第 6 位；马来西亚裔和印度裔 PSS 的患病率分别为 2.3% 和 1.1%，排名为第 11 位和第 12 位 [9]。

PSS 在男性中的发病率较女性高。新加坡 Chee[10-12]、Jap[13]、Woo 等 [14] 研究显示，PSS 男性患者的占比为 56.0%～69.6%。日本 PSS 男性患者的占比为 50.5%～70%[15-17]。

Megaw 和 Agarwal[18] 报道 PSS 发病年龄为 32.6—58.9 岁。杨娟元等 [19] 调查了中国温州地区近十年的 PSS 情况，分析指出 2006—2015 年在温州眼视光医院就诊的青睫综合征患者共计 2248 名，12 818 例次。其中男性 1369 名（60.9%），女性 879 名（39.1%）。患者初次就诊的平均年龄为（38.6±13.8）岁，主要集中于 20—60 岁（86.0%），也可见于 20 岁以下及 60 岁以上的患者（分别占 5.3% 和 8.7%）。初次就诊的男性患者年龄为（38.2±13.6）岁，女性患者年龄为（39.1±14.2）岁。第 11 章将详细阐述发病年龄及青少年 PSS 患者的临床特点。

三、临床研究情况

PSS 作为中国尤其是长江中下游地区常见的继发性青光眼，多年来许多学者 [19, 20] 对其病因发病机制、临床特点、诊断治疗（特别是预后评估）进行了广泛的探索和研究，并取得了不少有益的成果；但目前仍有部分问题亟待进一步的归纳总结和研究：①病因和发病机制，如果将目前的临床诊断提升为病因诊断，还有大量的工作要开展；②临床表现，如眼压、前房角、虹膜，特别是视神经和视野的动态变化等有待进一步探讨；③预后问题，早年认为 PSS 属于自限性疾病，通常预后良好，很少发生青光眼性视神经损害。

由于既往过于乐观的预后评估使临床医师对该病未给予足够的重视，由此导致了两个方面的不良后果：① PSS 患者被误诊为原发性青光眼而接受了不正确的治疗，甚至造成不良后果；②缺乏对 PSS 导致青光眼视神经损害的发生机制、发生率及其相关影响因素的研究，进而使早期治疗不力，导致不少 PSS 患者发生了青光眼性视盘、视野损害，特别是 PSS 合并的原发性青光眼未能作出及时正确的诊断，而错过了最佳治疗时机导致严重的视功能损害。

在 2019 年中华医学会青光眼学组编写的《中国青光眼临床诊疗手册》中，笔者编写的部分对 PSS 的临床诊疗做了概述；在 2020 发表的《中国青光眼指南》中，虽然介绍了继发性青光眼的内容，但限于篇幅，并未提及 PSS。近二十年来，我们收集了 200 余名患者的临床资料，并且进行了多方面的临床研究。现以此为基础，选取了大量的典型病例和图片资料，结合相关文献，汇编成本书，期望能对 PSS 及各种青光眼的诊疗和科研工作能略有帮助。

我们的临床研究工作得到了王宁利、葛坚和孙兴怀等国内外知名的青光眼专业的权威专家的长期帮助和指导，2013 年笔者在原先工作单位举办了国家级继续医学教育项目"青光眼睫状体炎综合征临床研究进展研讨会"，三位教授都到会作专题报告和学术指导。同年，笔者在第五届世界青光眼大会上就 PSS 患者的视神经损害做专题发言（图 0-1），三位专家也一起站台力挺，在此深表谢意！

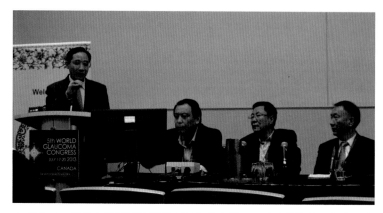

▲ 图 0-1　笔者在第五届世界青光眼大会上就 PSS 患者的视神经损害做专题发言

（周和政　孙　重）

参考文献

[1] Kraupa E. Ocular hypertension of the ciliarybody (glaucoma allergicum): its relationship to cyclitic and heterochromic glaucoma [J]. Arch F Augenh, 1935, 109:446-450.

[2] Posner A, Schlossman A. Syndrome of unilateral recurent attacks of glaucoma with cyclitic symptoms [J]. Arch Ophthalmol, 1948, 39(4):517-535.

[3] Theodore FH. Observation on glaucomatocyclitic crisis(Posner Schloddman Syndrome) [J]. BrJ Ophthalmol.1952, 36(4):207-213

[4] Hezheng Zhou, Qian Ye, Wenshan Jiang，et al.Clinical research progress of glaucoma to cyclitic crisis[M]// Shimom Rumelt.Glaucoma--Basic and clinical aspects, spirnge:Intech, 2013, 377-417.

[5] Tran VT, Auer C, Guex-Crosier Y, et al. Epidemiological characteristics of uveitis in Switzerland [J]. IntOphthalmol, 1994, 18(5):293-298

[6] Paivonsalo-Hietanen T, Tuominen J, Vaahtoranta-Lehtonen H, et al. Incidence

and prevalence of different uveitis entities in Finland [J]. Acta Ophthalmol Scand, 1997, 75(1):76-81.

[7] Bro T, Tallstedt L. Epidemiology of uveitis in a region of southern Sweden [J]. ActaOphthaloml, 2020, 98(1):32-35.

[8] Shirahama S, Kaburaki T, Nakahara H, et al. Epidemiology of uveitis (2013-2015) and changes in the patterns of uveitis (2004-2015) in the central Tokyo area: a retrospective study [J]. BMC Ophthalmology, 2018, 18(1):189.

[9] Siak J, Jansen A, Waduthantri S, et al. The pattern of Uveitis among Chinese, Malays, and Indians in Singapore [J]. Ocul Immunol Inflamm, 2017, 25(supl): S81-S93.

[10] Chee S, Jap A. Cytomegalovirus anterior uveitis: outcome of treatment [J]. Br J Ophthalmol, 2010, 94(12):1648-1652.

[11] Chee SP, Bacsal K, Jap A, et al. Clinical features of cytomegalovirus anterior uveitis in immunocompetent patients [J]. Am J Ophthalmol, 2008, 145(5):834-840.

[12] Chee SP, Jap A. Presumed fuchs heterochronic iridocyclitis and Posner-Schlossman syndrome: comparison of cytomegalovirus positive and negative eyes [J]. Am J Ophthalmol, 2008, 146(6):883-889.e881.

[13] Jap A, Sivakumar M, Chee SP. Is Posner Schlossman syndrome benign [J]. Ophthalmology, 2001, 108(5):913-918.

[14] Woo JH, Lim WK, Ho SL, et al. Characteristics of cytomegalovirus uveitis in immunocompetent patients [J]. Ocul Immunol Inflamm, 2015, 23(5):378-383.

[15] Kanda T, Shibata M, Taguchi M, et al. Prevalence and aetiology of ocular hypertension in acute and chronic uveitis [J]. Br J Ophthalmol, 2014, 98(7):932-936.

[16] Nakahara H, Kaburaki T, Takamoto M, et al. Statistical analyses of endogenous uveitis patients (2007-2009) in central Tokyo area and comparison with previous studies (1963-2006) [J]. Ocul Immunol Inflamm, 2015, 23(4):291-296.

[17] Shimizu A, Maruyama K, Yokoyama Y, et al. Characteristics of uveitic glaucoma and evaluation of its surgical treatment [J]. Clin ophthalmol, 2014,(26)8:2383-2389.

[18] Megaw R, Agarwal PK. Posner Schlossman syndrome [J]. Surv Ophthalmol, 2017, 62(3):277-285.

[19] 杨娟元, 江俊宏, 张绍丹, 等. 温州地区近 10 年青光眼睫状体炎综合征情况分析 [J]. 中国实用眼科杂志, 2017, 35(3):339-342.

[20] 林川琦, 江俊宏, 张绍丹, 等. 青光眼睫状体炎综合征 [J]. 国际眼科纵览, 2020, 44(2):73-81.

第1章　病因与发病机制

长期以来，有很多学者对青光眼睫状体炎综合征（PSS）的病因进行了广泛的研究，但至今未得出公认的研究结论；先后提出的学术观点有过敏与神经精神学说、前列腺素学说和病原体感染学说。

一、过敏与神经精神学说

许多因素被认为与 PSS 的发病有关，如过敏、身体疲劳、精神疲劳、精神应激、免疫力下降、感染、下丘脑疾病、自主神经功能紊乱、睫状血管、神经系统反应异常，以及前房角的异常发育等[1]。

二、前列腺素学说

前列腺素引起眼压升高的机制包括增加房水生成和减少房水排出。早在 1975 年，日本学者发现 PSS 患者在发病时房水中的前列腺

素 E_1 及 E_2a 含量显著增加，缓解期则降至正常 [2]。此后其他学者也证明了 PSS 发作期房水中高水平前列腺素 E_2 的存在 [3]。PSS 在急性发作时炎性产物堆积，高表达的前列腺素 E（prostaglandin E，PGE）增加了毛细血管及血 – 房水屏障的通透性，睫状突血供增加，房水分泌增多。从神经调控的角度看，前列腺素抑制交感神经释放去甲肾上腺素，小梁网调节功能受到影响，房水流出减少，最终导致眼压升高 [3-5]。前列腺素在眼内蓄积时，不仅易加重眼的炎性反应，导致血 – 房水屏障的反复崩解，出现眼红、眼痛、视物模糊等表现，还使病程迁延。应用放射免疫测定法测定 PSS 患者房水中前列腺素水平，发现前列腺素 E_2 平均浓度为 40～50ng/L，正常人房水的前列腺素 E_2 平均浓度为 10～15ng/L，而其他未经治疗的虹膜睫状体炎患者的前列腺素 E_2 水平可达 20～56ng/L [6, 7]。同样水平的前列腺素，却导致了轻重两种截然不同的眼部症状，就 PSS 患者的症状和体征而言，炎症表现都十分轻微，眼压却急性大幅度上升，从前列腺素角度难以解释 PSS "症征不符"的临床矛盾，也难以解释 PSS 未使用抗感染治疗但能自行缓解的原因。

三、病原体感染学说

（一）疱疹病毒感染

人类疱疹病毒包括水痘 – 带状疱疹病毒（varicella-zoster virus，VZV）、单纯疱疹病毒（herpes simplex virus，HSV）、巨细胞病毒（cytomegalovirus，

CMV）和 EB 病毒（Epstein-Barr virus，EBV）；人类是其唯一宿主，病毒离开人体则不能生存。除 EB 病毒外，其他三种均有文献报道与 PSS 的发病有关。

1. 水痘 - 带状疱疹病毒

早在 1984 年就有报道认为 VZV 皮肤免疫试验强阳性的 PSS 患者复发率较低，因此推测 PSS 的发作与 VZV 感染相关。Tanaka 等[8]发现 5 名 PSS 反复发作患者的 VZV 皮肤试验免疫反应均较弱，而 2 名皮肤试验强阳性的 PSS 患者在 2 年的随访期内未复发；VZV 皮试阳性能够排除 HSV、CMV 等感染，因此推测 VZV 与 PSS 感染有关。然而，该试验的样本量小、方法较粗糙，且有研究报道显示房水聚合酶链反应（polymerase chain reaction，PCR）检查并未发现 VZV 的 DNA 复制[9-10]。另外，VZV 眼内感染往往伴有严重的虹膜异常，这也与经典 PSS 的临床表现不符[11]。因此，VZV 未必是 PSS 的病因。

2. 单纯疱疹病毒

1995 年，Yainamoto S 的研究报道提出了 PSS 是由单纯疱疹病毒引起的观点[12]。该作者对 3 名 PSS 患者和 10 名正常对照者的房水进行了 PCR 检测，发现 3 名 PSS 患者房水 HSV 阳性，而 CMV 和 VZV 为阴性；10 名正常对照者的检测结果均为阴性，据此认为 PSS 发病可能与 HSV 有关。然而，多数研究并未得到类似的结果[9-10, 13]，并且阿昔洛韦对 PSS 患者治疗无效，也从另一个方面印证了 HSV 未必是 PSS 的病因[14]。但需注意，HSV 是病毒性角膜炎和虹膜睫状体炎的重要病原体，HSV 感染可伴有眼压升高，容易与 PSS 相混淆。Amano 等[15] 报道了 1 名 HSV 感染导致有 PSS 类似表现的患者，但与经典 PSS 症状不同的是，该患者伴有角膜内皮损害，且末次发病时间较长。

有研究显示[13]，抗病毒治疗可以减少 PSS 发作的频率，但研究未明确指出停药指征。翟如仪等[16] 采用局部 2% 更昔洛韦滴眼液治疗 PSS 2～12 周，直至患者症状消失，治疗后发现 60% 的 PSS 患者可以不使用糖皮质激素控制眼压，65% 长期依赖糖皮质激素的 PSS 患者可以停用。PSS 患者全身使用抗病毒药物也可获得一定效果。Sobolewska 等[17] 发现短期口服缬更昔洛韦（900mg，每日 2 次，持续 3 周后改为 450mg，每日 2 次，再持续 20 周）的 PSS 患者，1 周内眼压显著降低，在口服药物时间 > 1 年的 6 名患者中，有 2 名出现停药后复发。Chee 等[13] 采用静脉注射联合口服、单纯口服、玻璃体内注射更昔洛韦治疗 10 名 PSS 患者后，患者发病率下降，抗青光眼药物用量减少，而停药后 8 个月复发率达到 70%，其中全身用药（更昔洛韦静脉注射联合口服，或者单纯口服）的 7 名 PSS 患者，停药后有 6 名复发；3 名患者停止玻璃体内注射更昔洛韦（2mg/0.1ml，每周 1 次，持续 3 个月）后有 1 名患者复发。

很多研究者在 PSS 患者的房水样本 PCR 病毒检测中没有发现明显支持 VZV 或 HSV 感染的证据[18-19]。陈文杰等[20] 检测了 82 名 PSS 患者血清抗体，发现 PSS 患者中 HSV-IgG 和 HSV-IgM 水平与正常人相比差异无统计学意义。

3. 巨细胞病毒

目前，CMV 感染被认为是最可能的 PSS 病因，原因包括以下方面：①一些研究显示，在 PSS 患者的房水中发现了 CMV 抗体。Bloch-Michel 等[21]采集了 11 名 PSS 患者的房水和血清标本，应用 Goldmann-Witmer 系数法发现 7 名 CMV 阳性的 PSS 患者 3 个月内均存在急性发作史，而其余 4 名 CMV 阴性的 PSS 患者的采样时间距末次发作的时间较长，因而可能出现了假阴性结果。Hedayatfar 等[22]也报道了 4 名 PSS 患者房水 CMV-IgG 阳性，CMV-IgM 阴性，血清 CMV 抗体阴性。IgM 是人体受感染后早期所产生的免疫球蛋白，常用作早期感染的检测，房水 CMV-IgM 检查阴性，可能与抽取患者房水的时机有关。②一些研究在 PSS 患者的房水中发现 CMV 的 DNA 复制。Chee 等[13]对 48 名 PSS 患者的房水进行了 PCR 检测，发现其中 18 名患者的 CMV-DNA 阳性，进一步对 CMV 阳性患者进行反转录聚合酶链反应（reverse transcription PCR，RT-PCR）检测，发现 11 名患者的 CMV-DNA 复制活跃。Chee 等[23]的研究进一步支持了上述结果。此外，Markomichelakis 等[24]在 PSS 急性发作期患者的房水中检测到 CMV 的 DNA 复制。人类是 CMV 的唯一宿主，CMV 常潜伏于淋巴细胞、巨噬细胞、内皮细胞等细胞内。当血 – 眼屏障受破坏时，巨噬细胞迁徙至前房，因此，房水中 CMV-DNA PCR 检测阳性可能归因于巨噬细胞的污染。PCR 联合 Goldmann-Witmer 系数法是目前最准确的 CMV 前房感染检测方法，但目前尚缺乏此方法的多中心、大样本的临床试验。③一些研究发现 PSS 的病情与前房内 CMV–DNA 的拷贝数有关。De Schryver 等 [25] 发现 PSS 的发作与 CMV 的复发有关，且 CMV 的拷贝数与眼压呈正相关。Kandori 等 [26] 也发现房水中 CMV 的 DNA 拷贝数与前房炎症的严重程度密切相关。PSS 可能是 CMV 感染的一种形态，眼对病毒的反应可能取决于个体基因组成的差异和眼部免疫状态的不同。此外，该研究在难治性眼前段炎性疾病中发现，房水中高 CMV-DNA 拷贝数是眼压升高、炎症复发、角膜内皮细胞密度下降及钱币样损害的重要危险因素，且 CMV 阳性患者的炎症持续时间会更长。

2008 年，新加坡国家眼科中心 [13] 对 105 名疑似青睫综合征及异色性虹膜睫状体炎患者的 103 只患眼提取房水进行了 CMV 的 PCR 分析。对他们的记录进行了回顾，以了解 CMV 阳性患者的临床特征。主要观察指标是年龄、性别、最大眼压、内皮细胞计数、内皮细胞变化、PCR 结果，以及葡萄膜炎性白内障和（或）青光眼的存在。结果发现在 105 名高眼压患者的虹膜睫状体炎眼中，房水中 CMV–DNA 呈阳性者为 24 名，其中 18 名为 PSS，5 名患者为 Fuchs 异色性虹膜睫状体炎（Fuchs heterochromic iridocyclitis，FHI）。CMV 阳性的 FHI 患者多为男性，且年龄较大，有结节性内皮损伤。抗 CMV 治疗能够有效控制 PSS 的病情发展。另一项关于 PSS 的研究 [27] 表明，67 名 PSS 患者中有 35 名为（52.2%）为 CMV-DNA 阳性，35 名 FHI 患者中有 15 名（41.7%）为 CMV-DNA 阳性。Kasetsuwan 等 [14] 报道，1 名 51 岁男性的 PSS 患者，经 PCR 证实存在 CMV 和 HSV 合并感染，局部应用糖皮质激素和抗 HSV 药物阿昔洛韦治疗后无效，遂改用更昔洛韦治疗，病情缓解。

此外，病毒感染的检测技术发展 [28] 也较快（见第 2 章）。

（二）幽门螺杆菌感染

据韩国 Choi 等报道 [29]，幽门螺杆菌 (Helicobacter pylori，HP) 血清抗体阳性率在 PSS 患者中为 80%，与一般人群（51.5%）的差异有统计学意义。另外，有研究发现 HP 感染还可以通过增强炎性因子、血管活性物质、氧自由基的释放，破坏线粒体 DNA，诱导神经节细胞的凋亡，从而造成青光眼视神经病变 [30-32]。

如上所述，虽然很多学者对 PSS 的病因进行了长期广泛的探索并取得了大量成果，但 PSS 的确切病因仍未明确。HP 感染是较新的发现，但缺乏完整的证据体系和理论基础。病毒感染特别是 HSV 或 CMV 感染的证据较为充分，也获得部分临床治疗效果的支持，且与临床的新发现，如 CMV 阳性的 PSS 患者常伴有角膜内皮环似有吻合之处。其他因素有的可能是发病诱因，如过敏、疲劳和自主神经紊乱等；有的可能是发病过程中某个环节的表现，如前列腺素水平的增高。现有较多的研究显示，前列腺素是重要的炎症介质，高浓度的前列腺素特别是 PGE 可以导致眼压显著升高，而低浓度的前列腺素却可降低眼压。现有的各种前列腺素类降眼压药物均是极低浓度的，每日 1 次，每次 1 滴，多用则疗效明显降低。降眼压的机制可能是低浓度的前列腺素通过激活基质金属蛋白酶降解葡萄膜巩膜通道的细胞外基质的途径来增加房水外流、降低眼压。这一机制也是我们解释典型 PSS 患者，其患眼与对侧眼在发作期和间歇期的眼压水平的动态变化，呈交叉现象的理论基础[33]。

目前，青光眼睫状体炎综合征还只是临床诊断。如果今后的进一步研究能够最终证实 PSS 实质上就是疱疹病毒属病毒感染导致的一种特殊形式的虹膜睫状体炎所致的继发性青光眼，则将为 PSS 的临床诊治带来里程碑式的飞跃。

（张　莹　吕　瑾）

参考文献

[1] Posener A, Schlossman A.Syndrome of unilateral attacks of glaucoma with cyclic symptoms [J]. Arch opthalmol.1948,39(4):517–535.

[2] Kanjiro M.The relationship between elevation of intraocular pressure and prostaglandin in cases with glaucomatocyclitic crisis [J]. Clinical phthalmology. 1975, 29:689–692.

[3] 胡庆华 . 青光眼睫状体炎综合征房水前列腺素 E_2 含量的变化 [J]. 临床眼科杂志 , 2014, 22(2):120–121.

[4] 冯耀庭 . 青光眼睫状体炎综合征发病机理的探讨 [J]. 中华眼科杂志 , 1982, 18(1):38–40.

[5] 周和政 , 杨宜家 . 青光眼睫状体炎综合征眼压、c 值特点及临床意义 [J]. 实用眼科杂志 , 1992, 10(3):143–146.

[6] Eakins KE, Whitelocke RA, Bennett A, et al. Prostaglandin–like activity in ocular inflammation [J]. Br Med J, 1972, 3(5824):452–453.

[7] Shimahama S, Kaburaki T, Nakahara H, et al.Epidemiology of uveitis(2013–2015) and changes in the patterns of uveitis(2004–2015) in the central Tokyo area: a retrospective study [J]. BMC Ophthalmology, 2018, 18(1):189.

[8] Tanaka Y, Harino S, Hara J.Skin test with varicella–zoster virus antigenfor ophthalmic herpes zoster [J]. Am J Ophthalmol, 1984, 98(1):7–10.

[9] Markomichelakis NN, Canakis C, Zafirakis P, et al.Cytomegalovirus asa cause of anterior uveitis with sectoral iris atrophy [J]. Ophthalmology, 2002, 109(5):879–882.

[10] Teoh SB, Thean L, Koay E.Cytomegalovirus in aetiology of Posner–Schlossman syndrome; evidence from quantitative polymerase chainreaction [J]. Eye(Lond), 2005, 19(12):1338–1340.

[11] Kido S, Sugita S, Horie S, et al. Association of varicella zoster virus loadin the aqueous humor with elinical manifestations –of anterior uveitis inherpes zoster ophthalmicus and zoster sine herpete [J]. Br J Ophthalmol, 2008, 92(4):505–508.

[12] Yamamoto S, Pavan–Langston D, Tada R, et al. Possible role of herpes[7simplex virus in the origin of Posner–Schlossman syndrome [J]. Am JOphthalmol, 1995, 119(6):796–798.

[13] Chee SP, Bacsal K, Jap A, et al. Clinical features of cytomegalovirusanterior uveitis in immunocompetent patients [J]. Am J Ophthalmol, 2008, 145(5):834–840.

[14] Kasetsuwan N, Tangmonkongvoragul C.Concomitant herpes simplex virus and cytomegalovirus endothelitis in immunocompetent patient [J]. BMJ Case Rep, 2013:1–5.

[15] Amano S, Oshika T, Kaji Y, et al. Herpes simplex virus in thetrabeculum of an eye with corneal endothelitis[J].Am J Ophthalmol, 1999, 127(6):721–722.

[16] 翟如仪, 许欢, 孔祥梅, 等.2% 更昔洛韦滴眼液对巨细胞病毒阳性的青光眼睫状体炎综合征的疗效观察 [J]. 中华眼科杂志, 2018, 54(11):833–838.

[17] Sobolewska B, Deuter C, Doycheva D, et al. Long–term oraltherapy with valganciclovir in patients with Posner–Schlossmansyndrome [J]. Graefes Areh Clin Exp Ophthalmol, 2014, 252(1):117–124.

[18] Teoh SB, Thean L, Koay E. Cytomegalovirus in aetiology of Posner–Schlossman syndrome:evidence from quantitative polymerase chain reaction [J]. Eye(Lond),2005, 19(12):1338–1340.

[19] Rodier–Bonifas C, Cornut PL, Billaud G, et al. Cytomegalovirus research using polymerase chain reaction in Posner–Schlossman syndrome [J]. J Fr Ophtalmol, 2011, 34(1):24–29.

[20] 陈文杰, 赵军, 祝天辉, 等.青光眼睫状体炎综合征患者 5 种常见病原微生物相关血清抗体的测定及分析 [J]. 中华实验眼科杂志, 2017, 35(12):1115–1119.

[21] Bloch– Michel E, Dussaix E, Cerqueti P, et al. Possible role of eytomegalovirus

infection in the etiology of the Posner–Schlossmannsyndrome [J]. Int Ophthalmol, 1987, 11(2):95–96.

[22] Hedayatfar A, Chee SP.Posner–Schlossman syndrome associated withcytomegalovirus infection:a case series from a non–endemie area [J]. Int Ophthalmol, 2014, 34(5): 1123–1129.

[23] Chee SP, Jap A. Presumed fuchs heterochromic iridocyclitis and Posner– Schlossman syndrome: comparison of cytomegalovirus–positive andnegative eyes [J]. Am J Ophthalmol, 2008, 146(6):883–889.

[24] Markomichelakis NN, Canakis C, Zafirakis P, et al. Cytomegalovirus asa cause of anterior uveitis with sectoral iris atrophy [J]. Ophthalmology, 2002, 109(5):879–882.

[25] De Schryver I, Rozenberg F, Cassoux N, et al. Diagnosis and treatment of cytomegalovirus iridocyclitis without retinal necrosis [J]. Br J Ophthalmol, 2006, 90(7):852–855.

[26] Kandori M, Miyazaki D, Yakura K, et al.Relationship between the number of cytomegalovirus in anterior chamber and severity of anteriorsegment inflammation [J]. Jpn J Ophthalmol, 2013, 57(6): 497–502.

[27] 27Blich–Michel E, Dussaix E, Cerqueti P, et al. Possible role of cytomegalovirus infection in the etiology of the Posner–Schlossman syndrome [J]. Int Ophthalmol. 1987, 11:95–96.

[28] Takusagawa HL, Liu Y, Wiggs JL.Infectious theories of Posner–Schlossman syndrome [J]. Int Ophthalmol Clin, 2011, 51(4):105–115.

[29] CY Choi, M S Kim, JM Kim, et al. Association between Helicobacter pylori infection and Posner–Schlossman syndrome [J]. Eye(Lond), 2010, 24(1):64–69.

[30] Izzotti A, Sacca SC, Bagnis A, et al. Glaucoma and Helicobacter pyloriinfection: correlations and controversies [J]. Br J Ophthalmol, 2009, 93(11):1420–1427.

[31] Tsolaki F, Gogaki E, Sakkias F, et al. Helicobacter pylori infection and primary open–angle glaucoma: is there a connection? [J] Clin Ophthalmol, 2012, 6:45–47.

[32] Erb C, Heinke M.Oxidative stress in primary open–angle glaucoma [J]. Front Biosci (Elite Ed),2011, 3(4):1524–1533.

[33] Giuffre G.The effects of prostaglandin F2 alpha in the human eye[J].Graefes Arch Clin Exp Ophthalmol, 1985,222(3):139-41.

第2章 PSS患者的病原学检测

1948年，青光眼睫状体炎综合征（PSS）首次被认为是一种急性、复发性、伴明显眼压升高的轻度虹膜睫状体炎，与许多因素相关，如感染、损伤、自身免疫驱动等。直至1987年，Bloch-Michel等首次在PSS患眼的房水中发现CMV特异性抗体，人们才认识到PSS发病可能与CMV感染有关[1]。1995年，Yamamoto D等从3名急性发作期PSS患者的患眼房水中均检测到HSV病毒核酸，推测PSS发病可能与HSV病毒感染相关[2]。2005年，Teoh SCB等在1名PSS恢复期患者的患眼房水中发现CMV病毒核酸阳性，提示PSS发病不仅仅与病毒相关，而且有可能是疱疹病毒感染的眼前段炎症的一种表现[3]。因此，临床医师和研究者开始关注PSS患眼房水病毒感染的问题。2010年，Choi CY等对40名PSS患者和73名非PSS患者进行了幽门螺杆菌感染的血清学分析，发现PSS患者幽门螺杆菌感染率更高，进而得出PSS可能与幽门螺杆菌感染相关[4]的结论。

随着研究的增多，发现 PSS 与疱疹病毒、幽门螺杆菌等多种病原体感染相关；但主要与 HSV 和 CMV 感染有关。另外，2011 年 Hwang YS 等分析了 31 例眼 CMV 阳性的虹膜睫状体炎和角膜内皮炎，发现非 HSV/VZV 感染的皮质醇疗效欠佳的炎性高眼压综合征和伴钱币样角膜后沉着物（keratic precipitates，KP）的角膜内皮炎可能提示眼前段 CMV 感染 [5]。

通过对房水 CMV 阳性和 CMV 阴性的 PSS 临床特征进行对比，可发现不同结果。2008 年，Chee SP 等回顾性分析了 67 名 PSS 患者的眼睛，其中 35 名为 CMV 阳性，占比为 52.2%。该研究发现 CMV 阳性和 CMV 阴性 PSS 患眼无临床特征的差异 [6]；但是在 2013 年，Kandori 等回顾性分析了 73 例顽固性眼前节炎症的患眼，其中 24 名 CMV 阳性，分析出 CMV 核酸拷贝量是眼压升高、钱币样 KP 出现、炎症复发及角膜内皮细胞密度降低的重要危险因素；研究认为 CMV 核酸拷贝量有利于评估眼前节炎症的严重程度 [7]。2014 年，Su 等回顾性分析 126 名 PSS 患者的眼睛，其中 68 名患者房水的 CMV 为阳性，58 名患者的 CMV 为阴性，同时观察到 CMV 阳性组的角膜内皮细胞丢失严重，且需要行青光眼手术的患眼更多。CMV 阳性 PSS 组抗病毒治疗可有效清除房水病毒载量、帮助控制眼压、保护角膜。早期诊断和正确的治疗可降低晚期青光眼的风险，进而避免行青光眼手术 [8]。

通过对 PSS 治疗的观察，发现 PSS 抗病毒治疗是有效的。2010 年，Hwang YS 等发现玻璃体腔注射更昔洛韦可很好的控制 CMV 阳性的虹膜睫状体炎炎症及眼压 [9]。2010 年，Chee SP 等回顾性分析了 CMV 阳性虹膜睫状体炎的抗病毒治疗效果，分析发现全身、局部、玻璃体注射抗病毒药物均有一定的治疗效果，其中局部使用更昔洛韦凝胶的疗效更好，且复发率更低[10]。2011 年，Rodier-Bonifas 等研究了 7 名 PSS 患者的眼睛，取房水行 PCR 检测疱疹病毒核酸，其中 5 名为 CMV 阳性，2 名进行口服抗病毒药物；7 名在停药后均复发；结论为房水 PCR 检测疱疹病毒对 PSS 的治疗是有作用的，但抗病毒治疗的确切作用需要更大的研究、更长期的随访来确定[11]。2014 年，Sobolewska 等回顾性分析房水 CMV 阳性的 11 名 PSS 患者的眼睛，发现通过长期伐昔洛韦抗病毒治疗，可降低疾病复发率。在 11 名患眼中，7 名炎症得到缓解、眼压稳定；6 名治疗 14 个月后停药，2 名停药后复发[12]。虽然抗病毒治疗对 PSS 治疗是有效的，但是具体确切的治疗方案仍有待发掘。

近十几年来，随着研究者对 PSS 的不断了解，病毒不仅仅是发病诱因，而且对免疫反应有一定的作用。2012 年，Li 等[13] 研究了 53 名患者临床诊断为 PSS，行房水 PCR 病原体核酸检测（HSV、VZV、风疹病毒、CMV 和弓形虫），其中 14 名为 CMV 阳性，其余病毒均为阴性。此外，该研究还纳入了 25 名白内障患者作对照，分析房水细胞因子浓度。结果显示 PSS 患眼房水白介素 -8（interleukin-8，IL-8）、C-C 基序趋化因子配体 2（C-C chemokine ligand 2，CCL2）、C-C 基序趋化因子配体 4（C-C chemokine ligand 4，CCL4）、粒细胞集落刺激因子（granulocyte colony stimulating factor，G-CSF）及转化生长因子 -β（transforming growth factor-β，TGF-β）浓度明显高于对照组，

IL-2、IL-12、肿瘤坏死因子 -α（tumor necrosis factor-α，TNF-α）和干扰素 α（interferon-α，IFN-α）浓度明显低于对照组。但是，CMV阳性组的和 CMV 阴性组的房水细胞因子没有明显统计学差异。结论是 PSS 患眼房水细胞因子浓度明显升高，但 CMV 感染与房水细胞因子表达无明显关联[13]。2017 年，Zhao[14] 等收集了 81 名 PSS 患者周围血清样本和 97 名年龄和性别无明显差异的健康人血清样本，用 ELISA 分析两组血清中 Th1 和 Th17 相关细胞因子是否有统计学差异，包括 IL-1β、IL-2、TNFα、IFN-γ、IL-6、IL-17 和糖基磷脂酰肌醇（glycosylphosphatidyl inositol，GPI）。用免疫荧光技术分析抗核抗体（antinuclear antibody，ANA）、抗角蛋白抗体（antikeratin antibody，AKA）、抗中性粒细胞胞质抗体（antineutrophil cytoplasmic antibody，ANCA）的差异性。用 ELISA 分析抗心磷脂抗体和抗环瓜氨酸抗体是否有统计学差异。结果显示 PSS 组血清抗 ds-DNA 抗体明显高于对照组，以此推断 ds-DNA 抗体与 PSS 发病相关。

与人类疾病相关的人类疱疹病毒有 8 种，分别为单纯疱疹病毒Ⅰ型及Ⅱ型、水痘 – 带状疱疹病毒、EB 病毒、巨细胞病毒、人类疱疹病毒 6 型、人类疱疹病毒 7 型和人类疱疹病毒 8 型[15]。其基本结构特点包括：①由双链 DNA 基因组和病毒 DNA 结合蛋白共同构成的核心部分；②核心外包裹有衣壳蛋白，其由壳微粒组成，是疱疹病毒的特征性结构；③核衣壳外有一层球状病毒蛋白组成的结构，称为皮质；④皮质外为一层含有多种脂蛋白的囊膜，囊膜上具有许多突起结构，为病毒编码产生的糖蛋白。在人体初次感染后，人类疱疹病毒可在体内维持很长时间，甚至终身感染。初次感染人类疱疹病毒后，大部分病毒以各种方式潜伏于神经系统，再以潜伏－再激活的方式逃避宿主免疫系统的攻击，并且终身潜伏。在机体抵抗力下降等特定条件下，病毒再激活，机会性再感染不同部位，引起不同部位疾病。

综上所述，有无病毒感染的 PSS 临床表现不同，治疗方案有别；不同病毒感染的 PSS 临床表现也不尽相同，预后也存在差异。例如，角膜内皮炎伴钱币样 KP 提示 CMV 感染。CMV 感染阳性者角膜内皮细胞丢失严重，且需要行青光眼手术的患眼更多。因此，房水病原学检测至关重要。下面将介绍几种病原学检测方法。

一、疱疹病毒检测

（一）病毒抗体检查

病毒抗体检测是实验室诊断病毒感染和鉴定病毒的重要手段。补体结合试验、免疫荧光技术和酶联免疫吸附试验等检测特异性抗体，对诊断和鉴别诊断有帮助。动态测定抗体发现效价增高≥4 倍（血清）对诊断有重要价值。抗体 IgM 阳性提示近期感染。

（二）病毒分离培养

血－房水标本可用于病毒培养。病毒分离培养的方法有动物接种、鸡胚接种和单层细胞接种。由于细胞的一致性较好，受其他因素干扰少，培养的重复性好，单层细胞接种被广泛应用于病毒的分离培养。不同病毒的易感细胞常存在差异，首选敏感细胞。一种病毒可存在多种敏感细胞，如单纯疱疹病毒的分离培养可用人胚肺二倍体细胞株 MRC-5、WI-38、Hela、Vero 等传代细胞。病毒形成特征性改变需要数天至数周（2~3 周）。

（三）病毒核酸检测

聚合酶链反应（PCR），是特定的 DNA 片段在体外进行快速扩增。在数小时内可使几个拷贝的 DNA 模板序列，甚至 1 个 DNA 分子扩增 10^7~10^8 倍，大大提高 DNA 的获得率。PCR 广泛用于分子生物学的各个领域。目前常用的几种 PCR 技术包括原位 PCR、反转录 PCR、巢式 PCR、免疫 PCR、实时荧光定量 PCR。房水标本直接检测病毒核酸，具有快速、高效、灵敏度和特异度高的特点。

（四）组织学检查

免疫细胞化学、免疫组织化学、免疫电镜技术等有助于诊断和鉴别诊断，发现核内包涵体对诊断巨细胞有帮助。

病毒感染可通过临床特征结合房水病毒核酸检测（PCR）和抗体（GW 系数 > 3）来诊断，两种方法是互补的，HSV、VZV、CMV和 EB 病毒属于疱疹家族，为 DNA 病毒，风疹病毒属于 RNA 病毒，RNA 病毒稳定性较 DNA 病毒差，因此通过 PCR 检测 RNA 病毒核酸的假阴性率较高。此外，产生抗体的敏感性取决于患者对病毒产生免疫的能力。

附：房水样本抽取及保存

1. 房水样本的抽取

【目的】抽取房水作病原学或生化检测。

【方法】

(1) 麻醉：在表面麻醉和局部麻醉下施行手术。

(2) 开睑：用开睑器开睑。

(3) 定眼球：用固定镊子在穿刺点（通常选在颞侧）对侧的角膜缘固定眼球。

(4) 取房水：用 1ml 胰岛素注射器在角膜缘内 1mm 的透明角膜平行虹膜面缓慢刺入前房（勿用暴力垂直刺，以防失控并伤及虹膜、晶体），缓慢抽取 50～100µl 房水装入无菌 EP 管。

(5) 包扎：涂抗生素眼膏，单眼包扎，每日换药，注意有无感染及眼压改变的情况。

2. 房水标本保存

抽取房水装入无菌 EP 管后，存放于 4℃冰箱（＞24h 则保存于 –20℃）运送至检验科检测。

二、幽门螺杆菌检测

幽门螺杆菌（HP），原名为幽门弯曲菌，为革兰阴性杆菌，呈

3μm×0.5μm，呈轻度 S 形弯曲，一端有鞭毛，通常为 2～6 根，长3～5μm，微需氧。HP 具有独特的高度尿素酶活性，能产生大量的尿素酶和细胞外过氧化物酶，为致病性毒性因素，检测方法具体如下。

1. 组织学检查方法

如苏木精 - 伊红染色、革兰染色、苯酚品红染色、PAP 免疫组化法。通过内镜钳取活检标本，用 10% 甲醛固定，然后进行切片、染色、水洗、镜检。镜下可见 HP 可呈 S 状、短弧状、杆状、弯曲状等。组织活检黏膜的部位、大小、细菌含量的多少及病理科医师的经验均影响诊断准确率，通过多点活检可显著提高诊断准确性。染色法的另一优点是切片保存方便，可随时进行评估，并能对胃黏膜损害的评价和分级做回顾性分析。

2. 细菌培养

细菌感染是诊断 HP 感染的金标准。细菌培养具有确诊价值，但是 HP 培养有一定难度，过程较复杂，培养的细菌可以进行药敏试验，对指导临床用药有帮助。但是，HP 培养的阳性率与取材部位有关，容易出现假阴性。目前，细菌培养主要用于科研及药敏试验。

3. 涂片革兰染色

方法简便，但细菌数量少时容易漏诊。

4. 快速尿素酶试验

尿素酶试验显色快、操作方便、费用低，适用于临床各个基层医院。但是，细菌数量少、观察时间短或试剂质量不稳定等因素均会影响检测结果的准确性。另外，使用抗生素也会增加结果的假阴性，使其敏感性和特异性大大降低，因此不宜作为确诊 HP 感染的依据。

5. 抗体检测

试验阳性表示既往或目前有 HP 感染。但是，血清抗体阳性在 HP 根除后仍可持续 6~8 个月。因此，该方法常造成较高的假阳性率，不宜作为确诊方法，常作为流行病学检查手段的应用。

（柯　敏　吕湘云）

参考文献

[1] Bloch-Michel E, Dussaix E, Cerqueti P, et al. Possible role of cyto-megalovirus infection in the etiology of the Posner-Schlossmann syndrome [J]. Int Ophthalmol, 1987;11(2):95-96.

[2] Yamamoto S, Pavan-Langston D, Tada R, et al. Possible role of herpes simplex virus in the origin of Posner- Schlossman syndrome [J]. Am J Ophthalmol, 1995,119(6):796-798.

[3] Teoh SB, Thean L, Koay E. Cytomegalovirus in aetiology of Posner- Schlossman syndrome: evidence from quantitative polymerase chain reaction [J]. Eye(Lond), 2005,19(12):1338-1340.

[4] Choi CY, Kim MS, Kim JM, et al. Association between Helicobacter pylori infection and Posner-Schlossman syndrome [J]. Eye(Lond), 2010,24(1): 64-69.

[5] Hwang YS, Shen CR, Chang SHL, et al. The validity of clinical feature profiles for cytomegaloviral anterior segment infection [J]. Graefes Archive For Clinical And Experimental Ophthalmology, 2011,249(1):103-110.

[6] Soon-Phaik Chee, AlizaJap. Presumed Fuchs Heterochromic Iridocyclitis and Posner-Schlossman Syndrome: Comparison of Cytomegalovirus-Positive and Negative Eyes [J]. Am J Ophthalmol, 2008,146(6):883-889.

[7]　Kandori Michiko, Miyazaki Dai, Yakura Keiko, et al. Relationship between the number of cytomegalovirus in anterior chamber and severity of anterior segment inflammation [J]. Japanese Journal Of Ophthalmology, 2013,57(6):497–502.

[8]　Su CC, Hu FR, Wang TH, et al. Clinical Outcomes in Cytomegalovirus–Positive Posner–Schlossman Syndrome Patients Treated With Topical Ganciclovir Therapy [J]. American Journal Of Ophthalmology, 2014,158(5):1024–1031.

[9]　Hwang YS, Lin KK, Lee JS, et al. Intravitreal loading injection of ganciclovir with or without adjunctive oral valganciclovir for cytomegalovirus anterior uveitis [J]. Graefes Archive For Clinical And Experimental Ophthalmology, 2010,248(2):263–269.

[10]　Chee SP, Jap A. Cytomegalovirus anterior uveitis: outcome of treatment [J]. Br J Ophthalmol, 2010,94(12):1648–1652.

[11]　Rodier–Bonifas C, Cornut PL, Billaud G, et al. Cytomegalovirus research using polymerase chain reaction in Posner–Schlossman syndrome [J]. Journal Francais D Ophtalmologie,2011,34(1):24–29.

[12]　Sobolewska B, Deuter C, Doycheva D, et al. Long–term oral therapy with valganciclovir in patients with Posner–Schlossman syndrome [J]. Graefes Archive For Clinical And Experimental Ophthalmology, 2014,252(1):117–124.

[13]　Li Jing, Ang Marcus, Cheung Chui Ming Gemmy, et al. Aqueous Cytokine Changes Associated with Posner–Schlossman Syndrome with and without Human Cytomegalovirus [J]. Plos One, 2012,7(9):e4453.

[14]　Zhao J, Chen W, Huang X, et al. Serum Th1 and Th17 related cytokines and autoantibodies in patients with Posner–Schlossman syndrome [J]. Plos One, 2017,12(4):e0175519.

[15]　Emmanuelle J, Vivien B, Trine H, et al. Human inborn errors of immunity to herpes viruses. Current Opinion In Immunology, 2020, 62: 106–122.

第 3 章 PSS 的临床表现

　　青光眼睫状体炎综合征（PSS）是轻度非肉芽肿性虹膜睫状体炎伴原发性开角型青光眼的一种特殊形式，常见于中青年人，以单眼反复发作的非肉芽肿性虹膜睫状体炎伴急性眼压升高为特征，病程初期多有一定的自限性，发作缓解后有明确的间歇期。既往认为 PSS 预后良好，没有典型的青光眼性视神经损害与视野缺损。然而，近年来许多作者的报道证实部分 PSS 患者出现了类似于原发性青光眼患者一样的青光眼性视神经损害。关于有青光眼性视神经损害的 PSS 患者的临床表现，如单眼或双眼发病、发病年龄、眼压及其动态变化和 KP 的详细特征等有何差异，目前尚缺乏系统的研究。为此，我们进行了长达二十余年的长期系统临床观察。现结合相关文献，依据我们的观察结果，对 PSS 的临床表现简述如下。

一、典型病例的临床特征

（一）临床特征

典型病例，通常是指符合 PSS 的诊断条件且发病至今双眼没有青光眼性视神经损害的表现或趋势，除发作期患眼眼压升高外，其他时段双眼眼压均正常的 PSS 患者[1, 2]。他们大多具有以下临床特征[3-6]。

1. 多数患者为同一只眼反复发作，偶有双眼交替发作，罕见双眼同时发作。PSS 导致反复发作性眼压升高，眼压高达 40～60mmHg，一般持续 1～14 天，偶可持续 1 个月，持续 2 个月者少见，发病间隔为 2 个月至 2 年。

2. 症状不明显，大多数患者只是轻微的不适。

3. 视力一般正常，发病时角膜水肿则会导致视物模糊。

4. 发作期间瞳孔略大，对光反射存在，虽然反复发作轻度睫状体炎，但从不发生虹膜后粘连。

5. PSS 的 KP 可在眼压升高后或升高前几天出现，数量可为 1～25 枚，多为灰白色小圆形或羊脂状，KP 边界规整清晰，主要分布于角膜中央下部，有时可隐匿于小梁网或房角内，KP 在眼压恢复正常后数天至 1 个月消失。在房水中没有或仅有少量浮游细胞，前房闪辉没有或仅有轻度闪辉，玻璃体内无炎性细胞（图 3-1）。

6. 无论眼压是否正常或升高，前房角始终开放，视野和眼底一般正常，但部分患者在急性发作时可出现可逆性扩张的血管影。

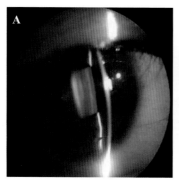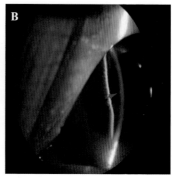

▲ 图 3-1　PSS 典型病例发作期的眼前节照相

图中红箭显示典型的灰白色小圆形羊脂状 KP

7. 房水流畅系数（coefficient of outflow facility）又称 C 值，在发作期下降，在间歇期与眼压一起恢复正常，各种青光眼激发试验在间歇时均为阴性。

8. 根据 KP 与眼压的分布关系，可将其发病形式分为 KP 型、高眼压型和中间型。

（二）典型病例

患者主诉左眼视物模糊 2 个月。外院查体记录：左眼结膜无充血，角膜轻度水肿，眼压为 18mmHg/34mmHg（R/L），左角膜后有圆形羊脂状 KP，前房闪辉（-）。2012 年 6 月 7 日来笔者医院眼科检查：视力为 1.5/0.5（R/L），左眼最佳矫正视力为 1.2（-1.25DS），眼压为 18mmHg/13mmHg（R/L）。右眼体征无异常。左眼结膜无充血，角膜后有 5 枚羊脂状 KP，双眼杯盘比（cup-disc，C/D）为 0.4。

局部使用吲哚美辛和普拉洛芬滴眼液（每日 3 次）共 3 周后，症状消失。7 月 10 日行 FFA、吲哚菁绿血管造影（indocyanine green angiography，ICGA）检查及病毒检测结果正常。停药 2 周后，行 24h 眼压测定，结果显示 20～14mmHg/15～12mmhg（R/L）。其视野和光学相干断层成像（optical coherence tomography，OCT）正常。左眼被诊断为 PSS，建议及时观察处理。

（三）诊断要点

除上述临床特征外，诊断典型的 PSS 时还应强调以下几点。

1. 至少在病程初期要有明确的发作期与间歇期的临床标志

PSS 具有反复发作的特点，发作期与间歇期的症状体征标志明确。每次发作可持续数小时至数周，发作期多持续 1～2 周，然后可自行或治疗后缓解进入间歇期。发作期的标志就是出现新的 KP 和眼压升高，两者可同时出现或在几天内先后出现，偶有发作时只有 KP 或眼压升高者；当眼压恢复正常、KP 变淡变小变少且完全停用抗炎和降眼压药后病情不反弹，双眼各项检查结果正常，则可认定已经进入间歇期。PSS 治愈或自愈后均易复发，这使患者易出现紧张、焦虑、反应过度等精神心理情况，而异常的精神状况，以及疲劳等因素又会诱使 PSS 的复发 [1, 7]。有的发病时间过长、发作次数过多或发作持续时间过长的患者，后期发作期与间歇期的临床标志会变得逐渐模糊；这时就要加强随访观察，警惕是否合并或继发了其他疾病。

2. 症状与体征的不相称性

PSS 与其他的青光眼特别是急性闭角型青光眼（acute angle-closure glaucoma，AACG）、外伤性青光眼等不同，患者的主观症状与医生检查发现的体征的极不相称，具有症状轻而体征重的特性。即使发作很重眼压升至＞50mmHg，患者也只有轻微的眼胀和视物模糊的感觉，罕见有明显头疼或恶心呕吐者；即使有较多的 KP 但没有明显的畏光流泪症状，同时房水闪辉极轻，前房内细胞很少。

3. PSS 的炎症与其他类型的葡萄膜炎有显著差别

与其他类型葡萄膜炎相比，PSS 发作时的前房炎性反应较轻，主要表现为以下几点。

(1) 特征性的 KP：其数量为 1～10 枚，大多沉积在角膜中下方 1/3 区域，形态多变，KP 从细小透明逐渐变化成中等油腻羊脂状，随着病程进展，KP 皱缩干燥变小，最后消失[8]。特征性 KP 一般在高眼压发作 3 天内出现，眼压在几天至 1 个月恢复正常，也可持续数月甚至更久，偶尔可见 KP 常年存在。Pillai 等[9] 借助放大率更高的角膜内皮显微镜观察到新鲜孤立的 KP 具有更大的直径，可覆及 15～20 个内皮细胞直径，实则多个 KP 融合而成，彼此间有单条或多条伪足相连，周边岩砂状外观可与周围内皮细胞很好地区分。Hong 等[10] 又通过活体共聚焦显微镜观察 KP，并将 KP 分为六种类型：①Ⅰ型，小圆形 KP；②Ⅱ型，比Ⅰ型更大的斑点状 KP；③Ⅲ型，树突状 KP，具有细丝状延伸；④Ⅳ型，大而光滑的 KP；⑤Ⅴ型，球状 KP，周边为许多高反射性砾岩状外观；⑥Ⅵ型，中间空洞型。其中 Ⅰ 型、Ⅲ 型、Ⅴ 型更常见（各占 21%），还有一部分 PSS 同时存在 ≥2 种类型 KP。

(2) 前房闪辉和细胞：前房闪辉轻微甚至不出现，少数患者可在前房发现少量炎性细胞，但数天内可完全消失。

(3) 无虹膜粘连：超声生物显微镜（ultrasound biomicroscopy，UBM）下可见睫状体肿胀及附近渗出，发作期虹膜血管造影可见虹膜缺血，瞳孔边缘血管渗漏[11]，但无周边虹膜前粘连，也无虹膜后粘连，不具备通常虹膜睫状体炎继发青光眼的条件。

(4) 可见虹膜脱色素：翟如仪等[12]在 96% 巨细胞病毒（CMV）阳性的 PSS 患者中观察到患眼虹膜脱色素，甚至是虫噬样外观，推测与 CMV 侵蚀虹膜平滑肌有关。这一点与 Fuchs 综合征极易混淆，但 Fuchs 综合征一般具有更多的 KP、中等升高的眼压、玻璃体细胞，以及更早出现的并发性白内障。此外，难以控制的高眼压、角膜内皮细胞明显损伤、角膜内皮炎、钱币样或线状 KP、弥漫性虹膜萎缩需要考虑 CMV 感染[12-16]。总之，对于出现上述症状或发作持续时间长、发作频繁的患者可行房水病原学检测，通过 PCR 检测房水 CMV DNA，以及房水和血清中 CMV IgG 抗体，计算 GW 系数，可明确是否有原位 CMV 感染。

(5) 眼底损害较轻：研究显示 PSS 的反复发作可能引起视神经损害，造成不可逆性视力下降，这一点很容易被患者及临床医师忽视。Jap 等[17]发现有 26.4% 的 PSS 患者出现青光眼性视神经损害，从首次发病到出现青光眼相关改变的平均病程为 10 年[18]。较原发性青光眼而言，相同的病程和高眼压水平，PSS 眼底损害程度大多仍是比较轻微的。即使急性发作时出现眼底缺血，但没有证据显示发作次数和长期炎性反应与视神经损害相关[19]。Wang 等[20] 对 14 名 PSS 患者房水进行代谢组学检测发现，与白内障患者的房水相比，PSS 患者的房水中存在异常的赖氨酸代谢和高水平甘氨酸，甘氨酸具有神经保护，以及减少促炎因子作用，可能在 PSS 急性高眼压时对视神经产生一定保护作用。江文珊和周和政[21] 等将 145 名 PSS 与 166 名原发性开角型青光眼（primary open-angle glaucoma，POAG）进行对比，发现单纯 PSS（未合并其他类型青光眼的 PSS）视野损害有以下特点：①损害少而轻；②损害多始于周边视野；③ PSS 出现鼻侧视野损害和向心性视野缩小概率大，旁中心暗点、弓形暗点、环形暗点的发生概率小（见第 9 章）。

二、临床表现的差异

临床上，同一种疾病在不同个体的临床表现应该是大同小异；但当差异较大时，差异的临床意义应值得重视。PSS 目前尚属于临床诊断的疾病，且患者的个体差异更常见，如 PSS 大多是单眼发病，但确实有少数患者可双眼先后或同时发病[21, 22]。单眼与双眼发病的患者有何差异？大多数患者的眼压表现为发作期患眼升高、对侧眼正常，间歇期双眼正常甚至患眼较对侧眼更低[21]，双眼在发作期与间歇期的眼压呈现交叉现象。眼压交叉现象有何临床意义？正常人和青光眼患者中都存在体位性眼压变化，PSS 患者的体位性眼压变化有何特点？
PSS 多见于 20—50 岁的青壮年，但儿童、青少年和 60 岁以上的人群
也有发病的报道；不同年龄的 PSS 患者的临床表现有何差异？我们对
这些问题进行了一些观察性的研究，现对这些研究简述如下。

（一）单眼原发性开角型青光眼及双眼 PSS 患者的临床观察与分析

1. 背景

大多数 POAG 患者是双眼受累，而单眼发病是典型 PSS 患者
的临床特征之一；这应是大家的共识。然而，临床上怀疑为单眼
POAG 的患者并不罕见，双眼发病的 PSS 患者也常有报道[21, 23]。所
以我们应该考虑以下几个问题，包括单眼的原发性开角型青光眼真
的存在吗？单眼 PSS 患者与双眼 PSS 患者有怎样的临床差异？在单
眼 POAG 和双眼 PSS 之间有什么联系吗？为此，我们开展了下列相
关的临床研究。

2. 对象和方法

本文对 121 名初步诊断为 POAG 的患者和 126 名 PSS 患者进行
了长期、系统的临床观察和分析[24]。对于两组青光眼的单、双眼发病
眼数，在 121 名 POAG 中，单眼为 22 名；在 126 名 PSS 患者中，双
眼为 17 名。两者单、双眼发病患者数比较，差别极显著（χ^2=68.33、
$P<0.01$）。POAG 多为双眼发病，PSS 多为单眼发病（图 3-2）。

临床拟诊为 POAG 的 121 名患者中，男性有 77 名，女性有 44 名，

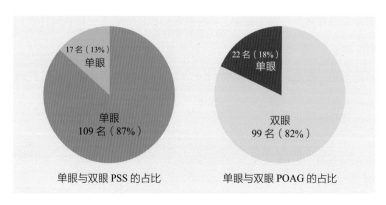

▲ 图 3-2　初步诊断时 PSS 和 POAG 两组患者中单眼和双眼患者的占比分布

年龄最大 72 岁，最小 10 岁，平均 42.7 岁，病程最长 30 年，最短 0.5 年，平均 6.34 年；在拟诊为 PSS 的 126 名患者中，男性有 82 名，女性有 44 名，年龄最大 72 岁，最小 11 岁，平均 39.6 岁，病程最长 27 年，最短 0.5 年，平均 6.89 年。两种青光眼相比，以上各项无明显差别。

追踪观察项目，包括病史、视力、视野 (可疑者做静态定量视野检查)、裂隙灯显微镜检测、检眼镜检测、眼压检测、24h 眼压测定、选择性的激发试验、房角镜及必要时的三面镜或全视网膜镜检查。POAG 应按第 2 届全国眼科学会所定标准判断作最终诊断，即一眼符合确诊条件另眼可疑者判为双眼，另一眼各项正常者判为单眼。PSS 诊断参照 Posner-Schlossmann 所列举的主要特征 [1]，但不除外下列情况：①双眼发病者；②眼底和 (或) 视野有青光眼性损害者；③间歇期眼压或眼压波动异常者。

青光眼性视盘、视野损害的分期标准：①无损害，C/D ＜ 0.6，双眼 C/D 差值＜ 0.1，视盘盘沿正常，视野正常；②可疑损害，介于正常与早期损害之间，如 C/D 为 0.6～0.7 而无其他损害表现、5°～10°的鼻侧阶梯；③早期损害，C/D ≥ 0.7 或双眼 C/D 差值≥ 0.2 或视盘盘沿切迹，＞ 10° 鼻侧阶梯或＞ 15° 缩小或＞ 0.6logU 的暗点；④中期、晚期及绝对期按通用标准；⑤最近未复查或资料不足者属不明。

3. 结果

(1) 对于单眼 / 双眼 PSS 和双眼 POAG 的青光眼性视野损害的比较，我们首先对单眼 PSS、双眼 PSS 和双眼 POAG 3 组患者的视野检查结果进行了统计分析（表 3-1）。

表 3-1　单眼 / 双眼 PSS 和双眼 POAG 3 组患者的视野检查结果

视野检查结果	正常（名）	疑似（名）	早期（名）	中期（名）	晚期（名）	绝对期（名）	未知（名）	总计（名）
单眼 PSS	55	7	26	1	2	1	17	109
双眼 PSS	1	1	6	5	4	0	0	17
双眼 POAG	4	7	22	8	39	7	12	99

PSS. 青光眼睫状体炎综合征；POAG. 原发性开角型青光眼

用 χ^2 检验对表 3-1 中的临床数据进行分析，结果表明：①排除疑似和未知患者后，双眼 PSS 患者的青光眼性视野损害的发生率（15/16）显著地高于单眼 PSS 患者（30/85），（χ^2=27.43，$P < 0.01$）；

②在 30 名有损害的单眼 PSS 患者中，26 名的损伤为早期；而在 15 名有损害的双眼 PSS 患者中，9 名患者的损害为中晚期。两组 PSS 患者的视野损害分期在统计学上的差异极显著（χ^2=3.53，$P<0.01$）；
③双眼 PSS 与双眼 POAG 之间的青光眼视野损害的发病率和分期皆无显著性差异。

(2) 双眼 PSS 患者视野损害情况分析

①青光眼性视野损害的发生率：17 名双眼发病的 PSS 患者中，仅 1 名视野正常、1 名可疑，其余 15 名皆出现了青光眼性视野损害。

②视野损害的可能临床机制：该组出现视野损害的 15 名患者中，9 名患者资料翔实，可以判断导致视野损害的临床机制 [4 名患者为 PSS 合并 POAG，5 名患者为单纯的 PSS 长期反复发作（图 3–3）]。

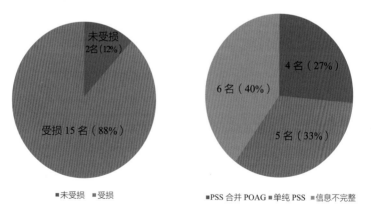

▲ 图 3-3　17 名双眼 PSS 患者的视野损害的可能临床机制

③单眼与双眼发病的 PSS 患者的病程比较：全部有损害组与无损害组的平均病程分别为（8.82±7.79）年和（4.43±3.20）年；单侧性 PSS 有损害者与无损害者的平均病程分别为（8.75±6.81）年和（4.38±3.21）年；单眼发病组和双眼发病组的平均病程分别为（8.85±7.19）年和（6.53±5.98）年。前两对均数的差别显著（$P<0.05$），后一对均数之间无显著差别，提示单纯的 PSS 导致的视神经损害与病程长短密切相关，但双眼发病的 PSS 患者的损害与病程长短关系不大，可能与合并存在的 POAG 有关。

以上结果表明，病程长短不能解释双眼发病的 PSS 患者的视野损害比单眼发病者更多更重。我们推测双眼的 PSS 与 POAG 的相关性可能更大，因为双眼 PSS 患者的自主神经紊乱、睫状血管和神经系统的调节异常可能更明显，这一方面可致大脑中枢对眼压的调节不够，容易导致双眼眼压的异常；另一方面又可导致视神经视网膜的血流异常，降低了这些组织单纯对高眼压的抵抗力，难以耐受 PSS 反复发作时的高眼压累积效应带来的伤害。这两个方面因素结伴而行，因而很容易合并 POAG。

(3) 单眼原发性开角型青光眼的临床随访结果：22 名临床初诊为单眼原发性开角型青光眼患者的临床随访观察结果显示，在 22 名患者中，16 名患者资料完整者皆非 POAG，其中 9 名患者最终被证明是 PSS，另外 7 名患者虽未做出最后的明确诊断，但多数患者临床表现与 POAG 相矛盾，其中 3 名患者为疑似 PSS（图 3-4）。

结果提示，对单侧性 POAG 的诊断应十分谨慎，必须严密有序

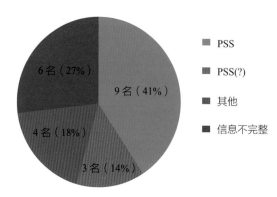

6名（27%）

9名（41%）

4名（18%）

3名（14%）

■ PSS

■ PSS(?)

■ 其他

■ 信息不完整

▲ 图 3-4　临床初诊为单侧性 POAG 患者的追踪观察结果

地排查闭角型青光眼、其他继发性青光眼、PSS 及颅内或血管病变导致的假性青光眼。对此类患者应多次进行裂隙灯显微镜和眼压检查，关注 KP 与眼压的关系，这样有利于 PSS 与 POAG 的鉴别。

总而言之，诊断单眼 POAG 或双眼 PSS 均需十分慎重。因为临床初诊为单眼原发性开角型青光眼的患者约 50% 经临床随访证实为 PSS，而双眼的 PSS 又与 POAG 有着更加密切的关系[25]。

（二）PSS 患者的眼压及 C 值的特点及临床评估

1. 背景

PSS 急性期发病时，眼压会突然出现显著升高（达到 40~60mmHg），高眼压持续时间通常在 2 周以内，间歇期眼压恢复正常，个别患者患眼的眼压比对侧眼低，该现象最早报道于 20 世纪 50—60 年代[26]。但这种现象是个别患者的特有表现还是典型的 PSS 患者共同拥有的特征性的临床表现，其临床意义如何，对此缺乏既往的充分证据，

也未形成共识 [3, 11, 26]。为此，我们对一组 PSS 患者观察了发作期与间歇期、患眼与对侧眼的眼压及 C 值的变化，并以一组原发性青光眼作对照。现将其结果报告如下。

2. 目的与方法

对 90 名 PSS 患者进行双眼眼压测量及眼压描记。根据症状、体征及眼压、眼底、视野检查结果，我们将患者分为 3 组。A 组（典型组），视盘、视野正常，发作期对侧眼及间歇期双眼的眼压、昼夜眼压及青光眼激发试验的结果均正常。B 组（进展型），患眼出现肯定的青光眼性视神经和视野损害，对侧眼眼底和视野均正常，但发作期对侧眼及间歇期双眼的眼压、昼夜眼压及青光眼激发试验的结果均正常。C 组（混合型），有青光眼性视神经损害，虽然单眼或双眼或双眼交替出现反复发作性的 PSS 症状（轻度的睫状体炎、典型的 KP 伴眼压升高）但发作期和间歇期的双眼眼压、眼压日曲线变化及 C 值均表现异常。另一组为双眼之间的眼压差值及波动性均较大的原发性青光眼，作为对照组。

3. 结果

眼压及其动态变化 A、B 两组比较，双眼两期的平均眼压皆无显著差别（图 3-5）。发作期患眼眼压升高，极显著高于对侧眼；间歇期双眼眼压皆正常，但患眼眼压极显著的低于对侧眼（$P < 0.005$），双眼两期眼压均呈交叉现象。PSSC 组发作期患眼眼压与 A、B 两组无显著差别。患眼眼压极显著地高于对侧眼（$P < 0.005$），但对侧眼眼压也偏高，明显高于 A、B 两组（$P \approx 0.05$）。间歇期患眼眼压明显下降，

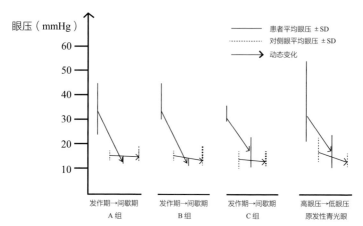

▲ 图 3-5　PSS 组（A 组、B 组、C 组）与原发性青光眼的眼压差异及其动态变化

但双眼眼压仍偏高，显著高于 A、B 两组（$P<0.05$），而且，患眼眼压仍高于对侧眼。与 A、B 两组不同，C 组眼压无交叉现象。

11 名原发性青光眼高眼压时双眼眼压皆高，但两眼有极显著差别（$P<0.005$）。低眼压时双眼眼压皆明显下降，但高眼压的眼仍极显著高于对侧眼（$P<0.001$）。与 PSS C 组同侧眼（$P<0.005$）相比，对侧眼眼压也偏高，明显高于 A、B 两组（P 值接近 0.05）。间歇期患眼眼压明显下降，但双眼眼压仍偏高，显著高于 A、B 两组（$P<0.05$），而且患眼眼压仍高于对侧眼。与 A、B 两组不同，C 组眼压无交叉现象。11 名患者发生原发性青光眼高眼压时双眼眼压皆高，但两眼有极显著差别（$P<0.005$）。低眼压时双眼眼压皆明显下降，但高眼压眼仍极显著高于对侧眼（$P<0.001$）。与 PSS C 组相同，眼压无交叉现象。

4. 结论

根据上述结果，可以推断眼压和 C 值的交叉现象是单纯的 PSS 患者共同的特征性临床表现；观察 PSS 患者的双眼眼压和 C 值在发作期和间歇期是否出现交叉现象，有助于区分单纯的 PSS 与 POAG，或者区分单纯的 PSS 和 PSS 混合其他种类的青光眼（图 3-5 和图 3-6 ）。

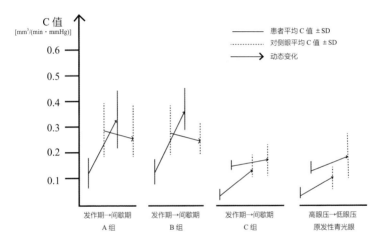

▲ 图 3-6　PSS 组（A 组、B 组、C 组）与原发性青光眼的 C 值差异及其动态变化

一般认为，PSS 发作期的患眼眼压升高、C 值降低，对侧眼正常，间歇期双眼皆正常[27]。1960 年过慧君报道了 5 名 PSS 患者间歇期患眼眼压常低于对侧眼，木村良造也观察到类似现象[26]，并称之为眼压交叉现象。Raitta[28] 等观察到 PSS 间歇期患眼 C 值高于对侧眼。本文以较多患者在统计学上的数据证实以上作者的观察所见，表明大多数 PSS 患者眼压与 C 值变化的共同表现是，发作期患眼 C 值下

降低于对侧眼，眼压上升高于对侧眼；间歇期患眼 C 值上升高于对侧眼，眼压下降低于对侧眼，双眼两期的眼压、C 值皆呈交叉现象。陆道平[29]曾建议观察 PSS 的眼压、C 值变化规律以帮助 PSS 与其他相关眼病的鉴别诊断；Spivey 等[30]则认为 PSS 发作后患眼低眼压可能掩盖潜在原发性青光眼的诊断。图 3-5 和图 3-6 比较了 PSS A、B、C 三组的眼压与 C 值动态变化，并以双眼眼压有明显差别的原发性青光眼高、低眼压时的资料作对照。结果表明不合并 POAG 的 A、B 组 PSS 的眼压、C 值皆呈典型交叉现象，而合并 POAG 的 C 组 PSS 则与原发性青光眼一样，无交叉现象，初步证实交叉现象是单纯性 PSS 眼压与 C 值动态变化的特征。本文的 PSS 患者，部分自诉 2 年无发作，但患眼眼压仍低于对侧眼、C 值仍高于对侧眼；也部分患者间歇期眼压升高不明显、但无交叉现象，经长期观察，证明为合并 POAG。因此提示观察有、无交叉现象，有助于鉴别 PSS 与 POAG，有助于早期发现 PSS 合并 POAG。

为从 24h 眼压波动的角度进一步探讨 PSS 患者双眼两期的眼压动态变化特点，笔者最近完成了一项临床研究。笔者曾收集了 17 名典型 PSS 患者的临床资料和方法，分别测定了他们在发作期和间歇期的随机眼压和 24h 眼压，并计算了 24h 眼压的平均值、峰值和谷值。结果显示发作期患眼的眼压明显高于对侧眼，间歇期患眼的上述各项指标均明显低于对侧眼。与对侧眼相比，患眼间歇期的平均眼压（$P = 0.001$）、峰值（$P = 0.029$）和谷值（$P = 0.004$）的差异均有统计学意义。本组患者眼压的动态观察和间歇期的 24h 监测结果再次证实了典型 PSS 患者的眼压变化呈交叉现象，这对 PSS 的诊断和鉴别诊断具有重要意义（见第 4 章）。

（三）PSS 患者体位眼压变化特点

1. 背景

众所周知，在大多数情况下，卧位眼压高于坐位眼压。但是，到目前为止还没有关于 PSS 患者体位眼压变化的报道。

2. 对象及方法

笔者选择了眼压变化有规律的 PSS（83 只眼）和眼压水平相差较大的原发性青光眼（包括 POAG 42 只眼和 PACG 61 只眼）作为研究对象，测定了患者卧位 5min 和卧位 30min 的体位眼压变化值，并同时进行了眼压描记（图 3-7）。

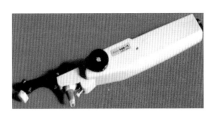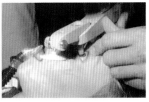

▲ 图 3-7　**Perkins 手持式压平眼压的结构和使用方法**

3. 结果

(1) 各组患者的卧位眼压水平均明显高于坐位状态，但它们平卧后的上升幅度不同。

(2) 3 种青光眼在高眼压状态时，平卧后眼压上升幅度无显著性差异。在正常眼压状态下，POAG、PACG组的升高程度明显高于PSS组。

(3) 当坐位眼压＞24mmHg，3组青光眼中卧位眼压升高＞5mmHg的例数无统计学差异；当坐位时眼压＜24mmHg，PSS组卧位眼压升高＞5mmHg者少见，明显低于其他两组。

(4) PSS患者发作期平卧后患眼的眼压增量远高于对侧眼，也远高于间歇期双眼的眼压水平。

(5) 对POAG患者来说，无论眼压正常或升高，眼压增量与C值均显著相关；对PACG患者，只有眼压增高时眼压增量与C值显著相关；但对PSS来说，不论眼压高或眼压正常，眼压增量都不与C值显著相关。

4. 结论与讨论

(1) 体位眼压变化测量有助于诊断眼压正常或稍高的可疑青光眼患者，可能和眼压描记一样有临床价值，但比眼压描记更方便、舒适和安全，并发症如角膜擦伤，在测量体位眼压时极少出现。

(2) 3种青光眼发病机制的差异能较好地解释不同眼压状态下卧位眼压升高值与C值相关或不相关的机制；PACG形成的原因是前房角的关闭。眼压较高时，随着关闭的前房角逐渐失去降低眼压的功能，眼压升高与C值显著相关。然而当眼压较低时，前房角部分打开，房水调节能力恢复。对POAG患者来说，小梁网功能退化导致房水排出障碍是最主要的发病机制，眼压的调节能力持续下降，所以无论眼压升高或正常，卧位眼压增量均与C值显著相关。PSS是一种继发性青光眼，其间歇性前列腺素类（prostaglandins，PG）

释放升高可能是其主要机制。PSS 发作时房水中 PG 浓度增加可能导致炎症加重，从而增加睫状体血管的通透性导致房水生成加速，同时减少小梁网的排出功能；PSS 进入间歇期后，随着炎症的消退，房水生成速率恢复正常，房水中 PG 的浓度逐渐降低，而低浓度的 PG 可以促进房水的排出，眼压（intraocular pressure，IOP）和 C 值很快恢复正常或更好。因此，对于 PSS 患者来说，无论眼压是增高还是正常，在卧位眼压增量和 C 值之间没有显著的相关性[15,31]。

（四）老年 PSS 的临床观察

1. 背景

PSS 常见于 20—50 岁的人群，很少见于 60 岁以上的人群，60 岁以上患者的占比 ≤ 5%。老年 PSS 的患者有什么特点？[32] 本组患者显示 50 岁以上的患者并不少见，随着年龄增大，患者数逐渐减少；高龄 PSS 的预后不容乐观。本组 1 名反复发作 30 年的患者，出现视力下降、管状视野、视杯扩大等典型晚期青光眼改变，由于反复多次出现高眼压状态，造成视神经损害。由此可以看出，多次发病者，均应检查视野有无损害。

2. 对象及方法

对近 4 年收集的 14 名 50 岁以上确诊为 PSS 患者进行了总结和分析。其中 11 名患者临床数据完整，符合纳入标准者，年龄为 50—73 岁，平均 61.4 岁。病程 30 年以上的有 1 名患者，10 年以上的有 4 名患者，5 年以上的有 6 名患者。

3. 结果

半数以上患者视力<0.5，其中9名视力<0.5。在大多数情况下是中等或晚期的损伤。

(1) 发病眼别：左右眼发病率相似，本组中单眼发病有13名，双眼先后发病者1名，未见同时发病者。

(2) 视力：在11名患者中，视力>1.0有4名，对于其余7名患者，视力>0.5为4名，0.2～0.5为1名，<0.1为2名。

(3) 眼压：本组中发病眼压为28.01～69.27mmHg，眼压位于40～50mmHg，眼压升高与自觉症状未出现平行关系，高眼压状态多数持续3.0～4.7天，用药后均能缓解。眼压正常后停药观察，9名患者眼压较对侧眼眼压低，眼压差值为3～5mmHg。

(4) 眼底：C/D≥0.6共10名，其中8名为多次发病，且发作时未及时治疗。C/D为0.4～0.5共4名，2名为首次发病。

(5) 视野：资料完整的11名患者中，2名正常，3名可疑，6名缺损（其中2名为晚期）。

4. 结论

老年PSS患者病程更长，青光眼性视神经损害的发病率更高，视觉功能损害更严重[11, 32, 34]。

附：体位眼压变化的测量方法

人体由直立变为倒立或由坐位变为卧位甚至卧位时，或者枕套高低的变化，所测得的眼压值也会发生变化；一般是头位越低，测得的眼压值越高。我们将这种现象称为体位眼压变化。能用于体位眼压变化值测量的眼压计主要有眼压 Perkins 手持式压平眼压计和回弹式眼压计。现简述如下。

（一）手持式压平眼压计测量法

Perkins 手持式压平眼压计于 1965 年问世。其构造原理与 Goldmann 压平眼压计相同，所测眼压不受眼壁硬度影响，所测眼压的数值也与 Goldmann 压平眼压计所测结果相同，只是测量范围 ≤ 50mmHg。本眼压计既可用于坐位，又可用于卧位，利用干电池照明，且方便携带。特别适用于手术室、病床旁或过度肥胖患者不能在裂隙灯显微镜下测量眼压者，以及在普查青光眼无眼科专用检查室时测量眼压。

使用方式与检眼镜相似。眼压计消毒以后即用检查者的右手持眼压计检查右眼，用右眼观察；用检查者的左手持眼压计检查左眼，用左眼观察。如 Goldmann 压平眼压计一样，它也使用双棱镜平分成像，但通过旋转转盘来调节压平重力。所见图形也是 2 个荧光素染色的半圆环，在其内缘相接触时得出读数乘 10，即为眼压的值。当眼压＞30mmHg 时，所测值可能偏低。本仪器曾于 90 年代初期由我国温州医学院医疗器械厂生产，其精确性及可重复性均达到国外同类产品设计要求。

（二）回弹式眼压计测量法

icare 回弹式眼压计是运用磁性回弹原理设计出的新式眼压计，具有测量快捷、携带方便、可以兼顾测量坐位及卧位眼压等优点，特别是它可以完成一些特殊患者，如角膜溃疡、角膜移植术后、内眼术后早期等患者眼压的测量，这些优点使得 icare 回弹式眼压计迅速在国外许多医疗机构广泛使用，目前国内许多大医院已陆续开始引进这种新式眼压计并投入临床使用。目前市售的有第一代 icare 回弹式眼压计（探针垂直时不能测量，即不能测量卧位眼压）和改进的 icare-Pro 回弹式眼压计（探针垂直时也可以测量，即可测量任意体位的眼压）。

1. icare 回弹式眼压计侧卧位测量法

icare 回弹式眼压计的结构、原理及使用方法

(1) icare 回弹式眼压计简介：该眼压计采用感应回弹专利技术。早在 70 年前，利用回弹原理测眼压的设想就已经被提出来了。30 多年前，此项技术有所进展，但因微电子技术的限制而未能成功；直到 1996 年，芬兰的医学博士 Kontiola 再次研究回弹方法并整合先进微电子技术，且经过 10 年努力，发明了 icare 回弹眼压计。它具有便携、快捷、结果准确、无须麻醉等优点，解决了多年来非接触眼压计不准确、手持式眼压计需麻醉不易操作等困扰眼科医生多年的诸多难题，并受到全球眼科医生的热切欢迎和高度评价。该产品在 2003 年取得 CE 认证，2005 年获得 ISO13485，2007 年获 US FDA

认证，2008 年取得中国 SFDA 认证。目前该产品已应用于全球数十个国家，部分欧美国家和日本的眼科医生已经实现人手一台 icare 回弹式眼压计。

(2) icare 回弹式眼压计的测量原理：icare 回弹式眼压计采用的测量原理是 Antti Kontiola 在 20 世纪 90 年代提出的感应回弹理论，即一个超轻型探针以一定速度碰撞在角膜表面上，在微秒的时间内，探头反弹，探头的减速过程及反弹速度与眼压相关。精确记录这个减速过程及反弹速度就能推算出眼压。

(3) 回弹式眼压计的结构

① 眼压计：icare 回弹式眼压计作为一部单体眼压计是由多个小部件组成。这些小部件包括一个显示屏、一个选择按钮、一个测量按钮、手柄、前额托、前额托调节钮、橡皮圈、探针座、电池槽、腕带（图 3-8）。

② 一次性探针：icare 回弹式眼压计使用的探针为一次性使用后丢弃的探针，经特殊消毒措施可反复多次使用。

(4) icare 回弹式眼压计的测量过程：icare 回弹式眼压计的整个测量过程＜30s，且无须麻醉，整个测量过程探针与角膜只是瞬间接触，受测者几乎无任何不适。

(5) icare 回弹式眼压计的使用方法

① 测量前准备：icare 回弹式眼压计无须行角膜表面麻醉及角膜荧光素染色，测量前只需让受测者取舒适坐位，双眼平视前方特定点。

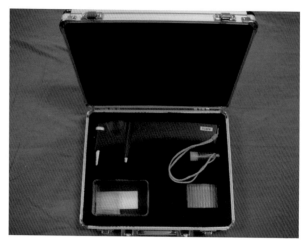

▲ 图 3-8　icare 回弹式眼压计

② 测量步骤及方法如下。

a. 将眼压计取出并将眼压计的腕带系在手腕上以免眼压计意外滑落。

b. 一次性探针的安装：一次性探针在测量前存放于一密闭塑料管盒中，安装探针之前眼压计的显示屏上显示"LOAD"，提示需要安装探针，此时取下针帽，探针座朝上，将探针倒入探针座中，按一下测量按钮激活探针，此时眼压计的显示屏上显示"00"，提示接下来可以进行测量。注意探针在未被激活之前切勿将针头朝下，以免探针滑落。

c. 让受测者放松直视前方特定点，先将眼压计的额托搁在受测者额头适当位置，将眼压计逐渐靠近受测者的眼睛，此时需要使眼压计的水平槽处于水平状态，探针头端与角膜中央的距离在 4~8mm，且探针需尽量垂直对准角膜中央。如有必要可以滚动前额托上的调节按钮调整距离（图 3-9）。

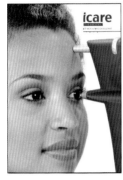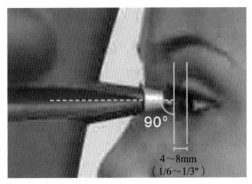

▲ 图 3-9   **icare** 回弹式眼压计的测量方法

（经许可转载，引自 http://www.tiolat.fi/overview_icare.htm）

d. 轻按测量按钮，此时注意不要晃动眼压计，连续按 6 下，每成功完成 1 次测量，眼压计均会发出一声特有的"嘟"声，在完成 6 次测量后眼压计将会发出一声与前 5 次不同的声音，此时眼压计的显示屏上将会显示字母 P，字母 P 之后的数值即为眼压值。

e. 若 P 字母是闪烁的，那表示标准测量偏差大于正常范围；若 P 字母后的划线为下划线（P_），则表示结果仍可以相信；若 P 字母后的划线为中划线，或者上划线（P- 和 P⁻）则表示结果不可相信，建议重新进行测量。

f. icare 眼压计体位眼压变化值的测量方法：坐位眼压测量按前文所述进行，卧位眼压测量有两种方法。一是假卧位法，被测量者平卧于病床上，测量者唤醒被测量者后，现装好探针，校验好眼压计，再通过床尾的摇把将床头抬高30°，迅即完成眼压测量即可。二是侧卧位测量法，被测量者平卧于病床上，测量者唤醒被测量者后，现装好探针，校验好眼压计，再嘱被测量者由平卧位向右翻转为右侧卧位，5min后完成右眼的卧位眼压测量；再恢复到平卧位、向左翻转为左侧卧位，5min后完成左眼的卧位眼压测量[33]。

(6) 注意事项

① 安装探针时切勿将在探针未激活前将探针头朝下，以免探针滑落。

② 眼压计应处于水平状态，探针尽量垂直对准角膜中央，探针的头端与角膜的距离应为4~8mm，不宜太近或太远。

③ 测量时眼压计切勿晃动。

④ 测量范围为7~50mmHg，显示范围为0~99mmHg。

⑤ 精确度（相对于测压法的95%容许误差）：±1.2mmHg（≤20mmHg），以及±2.2mmHg（>20mmHg）。

(7) icare TA01 回弹式眼压计的优缺点

① 优点：a. 便携，无须表麻。b. 容易使用，无疼痛，患者接受度高。c. 半接触式，测量结果与GAT高一致性，最高可>60mmHg。d. 可用于卧床患者、儿童、行动不便，以及配合意识差的患者；方便会诊、出诊；可直接在床头检测眼压，方便患者；不受场地、操作者等条件限制，特别适合社区筛查和体检。e. 可用于角膜水肿、混浊或角膜表面不平等角膜病变者。f. 采用可消毒探头，避免交叉感

染。g. 仪器无须校正。

②缺点：结果无法打印（有升级蓝牙版可打印）。

(8) icare 回弹式眼压计的临床评估

① icare 回弹式眼压计与 NCT 测量结果的比较：使用 icare 眼压计与非接触式眼压计（non-contact tonometer，NCT）对 78 名患者（156 只眼）同时测量的眼压均值分别为（16.55 ± 8.54）mmHg和（16.81 ± 7.35）mmHg，两者的差值均数为（−0.26 ± 2.44）mmHg（t=1.342，P=0.181）；两者测量值无显著差异；线性回归分析显示两种眼压计眼压测量值的相关系数为 0.964，决定系数为 0.929，P＜0.001，两者有极显著的相关关系（图 3–10）。

② icare 回弹式眼压计与 Goldmann 压平眼压计眼压测量结果的比较：虽然这两种眼压计测得的眼压测量值均数存在着显著的统计学差异，icare 的结果略高于 Goldmann 的测量结果，但差值的均数仅为（0.76 ± 1.73）mmHg，且线性回归分析显示两者的测量值高度相关，相关系数为 0.940（图 3–11）。

③ icare 眼压计对特殊患者的测量结果：对于一些无法测量的特殊患者，我们采用先用 icare 眼压计测量的办法，进行了简单对比。这些患者包括存在角膜外伤和角膜病变的人群、婴幼儿和老年性痴呆人群等。在研究的 40 名患者的 57 只眼中，有 37 名患者的 53 只眼完成了 icare 眼压计的测量；在 53 只眼中，与青光眼专家指测结果相差 10mmHg 者有 1 只眼，相差 5mmHg 者有 5 只眼，其余 47 只眼的差值＜5mmHg（图 3–12）。

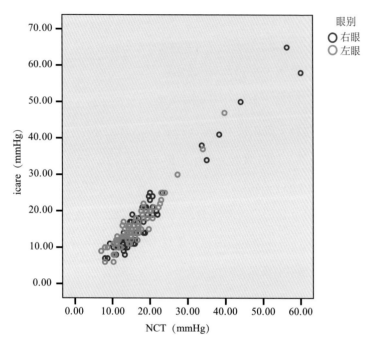

▲ 图 3-10　icare 眼压计与 NCT 眼压计眼压测量值的相关散点图

2. icare-Pro 眼压计平卧位测量法

icare-Pro 眼压计是 icare 回弹式眼压计的升级版，可以测量包括平卧位甚至倒立位的任意体位的眼压（图 3-13 至图 3-17）。

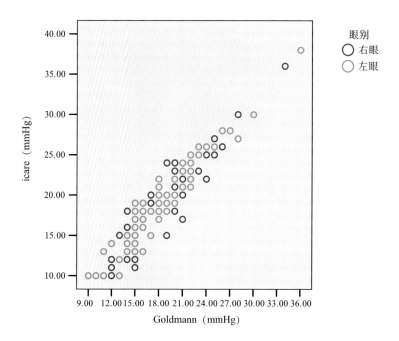

▲ 图 3-11　**icare** 回弹式眼压计与 **Goldmann** 压平眼压计眼压测量值的相关散点图

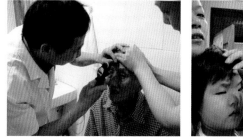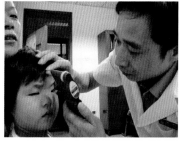

▲ 图 3-12　**icare** 眼压计测量特殊患者的眼压

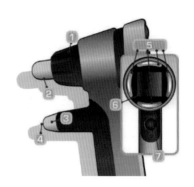

▲ 图 3-13　icare-Pro 眼压计的结构

①前额支撑调节轮；②前额支撑部件；③环；④探头座；⑤导航按钮（上、下、左、右）；⑥显示屏；⑦主按钮

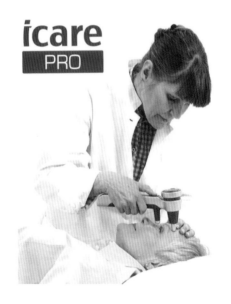

▲ 图 3-14　icare-Pro 眼压计平卧位测量

测量方法：启动眼压计，安装探针，调整测量位置，测量眼压

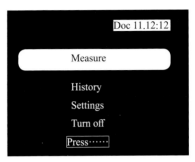

▲ 图 3-15　启动眼压计 **Main menu(** 主菜单 **)**

按住主按钮（7）以启动眼压计。该眼压计会显示欢迎画面，随后显示菜单。菜单有 4 个选项，包括 Measure（测量）、History（历史记录）、Settings（设置）、Turn off（关闭）、Press（按动）

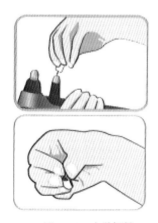

▲ 图 3-16　安装探针

装载探头应按以下步骤操作：①转至 Measure（测量）并按下 main button（主按钮），将显示"Insert new probe"（主按钮）信息。②部分打开探头的泡罩包装。③从部分打开的包装中将探头插入至眼压计中，不要触摸探头。④请始终用拇指和示指拿住探头部分打开的包装而不直接接触探头，轻轻按下探头将其插入探头座，直至感觉到它已经到位并被锁定；请小心操作，注意不要将探头弄弯；向前和向后轻轻翘起，以检查探头是否已经正常插入。⑤转至 Measure（测量）并按下主按钮（7）一次以激活插入的探头；在激活期间，该设备将磁化探头（探头将快速地向前及向后移动）；激活探头后，眼压计即准备就绪，可以随时进行测量

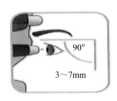

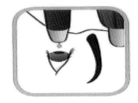

▲ 图3-17　测量

测量步骤：①要求患者双眼睁开看向正前方，并将患者的下巴保持在水平位置。②为确保测量准确，尽可能将探头保持在垂直于眼角膜的中心位置。③如果需要纠正患者的位置，该设备将显示一个错误消息。④该眼压计配有可调节的前额支撑部件，以准确的距离和位置校正是正确的，使用调节的前额支撑部件，以使探头尖端与眼角膜表面的距离保持在3～7mm。⑤当测量平卧姿势的患者眼压时，探头不会下降，因为眼压计会将探头固定在适当的位置。一旦探头位于适当的位置处，显示屏上将会出现一个箭头，表明探头的位置具有足够的垂直空间以执行一次成功测量

（吴作红　柯　敏）

参考文献

[1] Posner A, Schlossman A. Syndrome of unilateral recurent attacks of glaucoma with cyclitic symptoms [J]. Arch Ophthalmol, 1948, 39(4):517–535.

[2] Theodore FH. Observation on glaucomatocyclitic crisis(Posner Schlossman Syndrome) [J]. Br J Ophthalmol,1952, 36(4):207–213.

[3] Dao–Ping Lu, Ran–Ran Xi. Clinical analyzation of 177 cases with Posner Schlossman Syndrome [J]. Chin JOphthalmology.1982, 18:34–37.

[4] ZhiHui Li, XunChuan Ji, ShuChu Chen, et al. The Longterm follow–up of Posner

Schlossman Syndrome.Chin J Ophthalmology.1982, 18:306–308.

[5]　彭南祥 . 青光眼 – 睫状体炎综合征 52 例临床分析 [J]. 当代医学 (学术版), 2008.6(141):58–59

[6]　胡文学，黄小花 . 青光眼睫状体炎综合征早期临床观察 [J]. 国际眼科杂志 , 2011, 11(11):1980–1982.

[7]　Posner A, Schlossman A. Further observations on the syndrome of glaucomatocyclitic crises [J]. Trans Am Acad Ophthalmol Otolaryngol, 1953, 57(4):531–536.

[8]　聂振海，王雷 . 青睫综合征发病后 KP 形态的连续观察分析 [J]. 临床医药文献杂志 , 2016, 3(47):9364–9365.

[9]　Pillai CT, Dua HS, Azuara–Blanco A, et al. Evaluation of corneal endothelium and keratic precipitates by specular microscopy in anterior uveitis [J]. Br J Ophthalmol, 2000, 84(12):1367–1371.

[10]　Hong Y, Wang M, Wu L. In vivo Confocal Microscopy of Posner–Schlossman Syndrome: Comparison with herpes simplex keraitis, HLA–B27 anterior uveitis and acute attack of primary angle closure [J]. Sci Rep, 2017, 7(1):9832.

[11]　Raitta C, Vannas A. Glaucomatocyclitic crisis [J]. Arch Ophthalmol, 1977, 95(4): 608–612.

[12]　翟如仪，许欢，孔祥梅，等 . 2% 更昔洛韦滴眼液对巨细胞病毒阳性的青光眼睫状体炎综合征的疗效观察 [J]. 中华眼科杂志 , 2018, 54(11):833–838.

[13]　Daicker B. Cytomegalovirus panuveitis with infection of comeotrabecular endothelium in AIDS [J]. Ophthalmologica, 1988, 197(4):169–175.

[14]　Kandori M, Miyazaki D, Yakura K, et al. Relationship between the number of cytomegalovirus in anterior chamber and severity of anterior segment inflammation [J]. Jpn J Ophthalmol, 2013, 57(6):497–502.

[15]　Koizumi N, Inatomi T, Suzuki T, et al. Clinical features and management of cytomegalovirus corneal endotheliitis: analysis of 106 cases from the Japan corneal endotheliitis study [J]. Br J Ophthalmol, 2015, 99(1):54–58.

[16]　Miyanaga M, Sugita S, Shimizu N, et al. A significant association of viral loads with corneal endothelial cell damage in cytomegalovirus anterior uveitis [J]. Br J Ophthalmol, 2010, 94(3):336–340.

[17]　Jap A, Sivakumar M, Chee SP. Is Posner Schlossman syndrome benign？ [J] Ophthalmology, 2001, 108(5):913–918.

[18]　周和政，杜元洪，宋艳萍，等 . 青光眼睫状体炎综合征视野损害的相关因素 [J]. 中国实用眼科杂志 , 2002, 20(10):768–769.

[19] Chan NS, Chee SP. Demystifying viral anterior uveitis: A review [J]. Clin Exp Ophthalmol, 2019, 47(3):320–333.

[20] Wang H, Zhai R, Sun Q, et al. Metabolomic profile of Posner-schlossman Syndrome: A gas chromatography time-of-flight mass spectrometry-based approach using aqueous humor. Front Pharmacol, 2019, 10:1322.

[21] 江文珊, 周和政. 青光眼睫状体炎综合征的鉴别诊断 [J]. 华南国防医学杂志, 2012, 26(1):32–35.

[22] Hess LK, Lee GA, Shah P. Bilateral simultaneous presentation of Posner–Schlossman syndrome [J]. Clin Exp Ophthalmol, 2017, 45(9):925–927.

[23] Green RJ. Posner–Schlossman syndrome (glaucomatocyclitic crisis) [J]. Clinical & Experimental Optometry, 2010, 90(1):53–56.

[24] 周和政, 王柏川, 周雄, 等. 单侧性原发性开角型青光眼与双侧性青光眼睫状体炎综合征 [J]. 中国误诊学杂志, 2001, 1(3):334–336.

[25] 周和政, 杜元洪, 宋艳萍, 等. 青光眼睫状体炎综合征视野损害的相关因素 [J]. 中国实用眼科杂志, 2002, 20(10):768–768.

[26] 周和政, 杨宜家. 青光眼睫状体炎综合征眼压, c 值特点及临床意义 [J]. 中国实用眼科杂志, 1992, 10(3):143–145.

[27] Theodore FH. Observation on glaucomatocyclitic crisis (Posner–Schlossman Syndrome) [J]. Br J Ophthalmol,1952, 36(4):207–213.

[28] Raitta, C, Vannas, et al. Glaucomatocyclitic Crisis[J]. Archives of Ophthalmology, 1977,95(4):608–612.

[29] 陆道平, 奚冉冉. 青光眼睫状体炎综合征 177 例患者分析 [J]. 中华眼科杂志, 1982, 18(1):34–37.

[30] Spivey BE, Armaly MF. Tonographic findings in glaucomatocyclitic crises [J]. Am J Ophthalmol, 1963, 55:47–51.

[31] Guo H, Zhou H. The characteristic of intraocular pressure dynamic change in patients with glaucomatocyclitic crisis [J]. Int Ophthalmol, 2019, 39(8): 1819–1825.

[32] 陈华新, 周和政, 王柏川, 等. 高龄青光眼睫状体炎综合征 14 例临床观察 [J]. 华南国防医学杂志, 2007, 21(001):43–45.

[33] 韩光杰, 周和政, 张文强, 等. 有无前列腺素类药物对眼压控制的原发性开角型青光眼患者 24h 眼压的影响 [J]. 临床眼科杂志, 2015, 23(001):59–61.

[34] 周文炳, 彭寿雄. 青睫综合征与原发性开角型青光眼 [J]. 眼科研究, 1994, (01):34–36.

第4章 PSS的眼压
动态变化特点

有研究发现给兔眼使用前列腺素类滴眼液，其眼压先是迅速升高，随后持续降低，这表明高浓度的前列腺素会使眼压升高，而低浓度的前列腺素会使眼压降低，并把这种现象称为"双边效应"[1]。周和政等曾经研究了90名青光眼睫状体炎综合征（PSS）患者的随机眼压，发现PSS呈现发作期患眼眼压高于对侧眼，而间歇期患眼眼压低于对侧眼的动态变化[2]，并提出眼压交叉现象的概念。此现象说明PSS的眼压存在从发作期到间歇期动态变化的特征，这可能对疾病的诊断及鉴别诊断有很大帮助，甚至还在疾病的治疗过程中起到指导作用。但是眼压是一个动态变化的生物学指标[3]。它和机体的其他生理指标（如体温、心搏、血压等）一样，并不是固定不变的，而是昼夜波动。为了进一步研究青光眼睫状体炎患者发作期及间歇期的眼压动态变化，作者对典型病例在发作期和间歇期的眼压进行测量，特别是在间歇期对其进行习惯体位法的

24h 眼压监测。日间使用 Goldmann 压平眼压计测量坐位眼压，夜间使用 icare 回弹式手持眼压计测量侧卧位眼压。眼压测量方法采用更能反映真实眼压水平的习惯体位 24h 眼压测量法。具体方法如下。

一、研究对象

1. 一般资料

17 名典型的青睫综合征患者，其中男性 9 名，女性 8 名。男性患者平均年龄是（30.8±8.1）岁，女性患者平均年龄是（44.3±5.4）岁。12 名患者（8 男、4 女）左眼发病，其余 5 名患者为右眼发病。发作时角膜上皮明显水肿 2 名（11.8%），间歇期内 24h 眼压测量当日还有 KP 残核的有 3 名（17.6%）。入选患者的基本资料见表 4-1。

2. 入选与排除标准

(1) 入选标准：单眼发病；反复发作的轻度虹膜睫状体炎伴显著的眼压升高，且有自限性；发作时症状轻微，仅有轻度的视物发糊，眼胀等不适；角膜后具有典型的羊脂状沉着物；前房角镜下房角始终开放；视野及眼底（检眼镜、OCT 或视盘立体照相等）检查结果无异常。

(2) 排除标准：近 2 个月曾进行内眼手术或眼部激光手术者；既往有眼外伤或颅脑病变者；患有其他类型青光眼或慢性眼病者；患有严重心脑血管疾病者；服用影响眼压药物者。

表 4–1　**PSS 患者基本资料**

患者	性别	眼别	年龄（岁）	病程（年）	发作期眼压（mmHg）	发作期角膜水肿	KP残核*
1	M	L	38	7	46	+	−
2	M	L	47	4	39	−	−
3	M	L	33	4	42	−	+
4	M	L	23	8	60	+	−
5	F	L	50	4	37	−	−
6	F	L	63	3	41	−	−
7	M	L	43	3	38	−	−
8	M	R	30	2	52	−	−
9	F	L	50	1	60	−	−
10	M	L	45	6	43	−	−
11	F	R	32	2	46	−	−
12	M	L	57	3	39	−	−
13	M	L	42	3	47	−	+
14	F	R	37	2	48	−	−
15	F	R	39	1	55	−	+
16	F	R	50	1	49	−	−
17	F	L	33	1	53	−	−

*. KP 残核，即间歇期内 24h 眼压测量当日已经明显吸收的 KP。M. 男性；F. 女性；L. 左侧；R 右侧

3. 间歇期的判断标准

(1) 眼压＜21mmHg。

(2) 角膜后沉着物消失或明显吸收（仅存个别 KP 残核）。

(3) 停止抗炎和降眼压药物≥1 周，且无病情复发迹象。

拟入选的患者在≥2 次典型发作后，经有经验的青光眼医生详细询问病史并记录发作时眼压，随后由同一名医生跟踪 4 周，每周进行最佳矫正视力、随机眼压、裂隙灯显微镜和眼底检查以确定是否处于间歇期。

二、设备与方法

1. 24h 眼压监测前的准备

为保证能够真实准确的得到符合正常人体习惯的 24h 眼压水平，我们要求被检者在检查前 1 周就开始规律生活，每天保证≥8h 的睡眠，并且尽量不食用影响眼压的药物和食物，特别是在测量的前一天不要饮酒或饮用咖啡，受检当天正常饮食，但是避免一次性大量饮水，保持情绪稳定。

2. 24h 眼压监测方法

根据在国际学术期刊上广泛采用的习惯体位测量时间点每 2 小时监测一次眼压 [3]，测量时间为 09:30、11:30、13:30、15:30、17:30、19:30、21:30、23:30、01:30、03:30、05:30、07:30。其中，23:30、01:30、03:30、05:30 这 4 个时间点为夜间卧位测量时间，其他时间点为日间坐位测量时间。

3. 眼压测量设备

我们采用 Goldmann 压平眼压计进行日间坐位眼压测量，icare
回弹式眼压计完成夜间卧位眼压测量。

4. 统计方法

采用 SPSS18.0 软件进行统计学分析，双眼发作期随机眼压及间
歇期 24h 眼压均值、峰值和谷值的均值比较采用独立样本 t 检验。以
α=0.05 为检验水准，$P<0.05$ 为差异有统计学意义。

三、结果

1. 间歇期双眼的 24h 眼压测量结果

(1) 24h 眼压波动曲线

患眼和对侧眼间歇期 24h 眼压峰值多出现在凌晨 7:30 的测量时
间点，而谷值出现在凌晨 1:30 的测量时间点（图 4-1）。

(2) 患眼与对侧眼各测量时间点的眼压均值（表 4-2）。

2. 患眼和对侧眼的眼压在发作期和间歇期的动态变化

对于患眼和对侧眼的眼压在发作期和间歇期的动态变化数值
（表 4-3，图 4-2 至图 4-4），即发作期患眼眼压的均值为（47.00±
7.25）mmHg，明显高于对侧眼眼压的均值（17.00±2.72）mmHg，
差别具有统计学意义。但是在间歇期患眼的眼压峰值、平均值、谷
值的均值均明显低于对侧眼（P=0.002，P=0.006，P=0.004），差别也
具有统计学意义。由此可见，除发作期患眼的眼压均值显著高于对

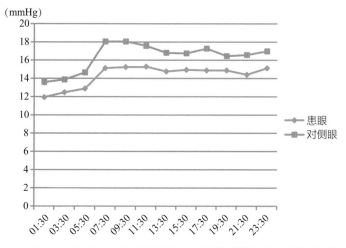

▲ 图 4-1　17 名 PSS 患者间歇期 24h 眼压各测量时间点的眼压均值

表 4-2　17 名 PSS 患者间歇期各测量时间点的眼压均值

	患眼 （mmHg）	对侧眼 （mmHg）	t 值	P 值
01:30	11.94 ± 2.82	13.59 ± 3.14	−1.609	0.118
03:30	12.47 ± 3.08	13.88 ± 3.46	−1.255	0.219
05:30	12.88 ± 2.87	14.65 ± 3.32	−1.659	0.107
07:30	15.29 ± 2.17	17.59 ± 3.12	−2.486	0.019
09:30	15.24 ± 2.61	18.06 ± 3.21	−2.813	0.008
11:30	15.12 ± 2.67	18.06 ± 3.09	−2.970	0.006
13:30	14.76 ± 3.27	16.82 ± 3.49	−1.776	0.085
15:30	14.94 ± 2.73	16.76 ± 3.01	−1.851	0.074
17:30	14.88 ± 2.80	17.29 ± 3.04	−2.406	0.022
19:30	14.88 ± 2.42	16.47 ± 2.87	−1.742	0.091
21:30	14.41 ± 3.86	16.59 ± 3.55	−1.711	0.010
23:30	15.12 ± 2.62	17.00 ± 3.14	−2.435	0.021

表 4-3　双眼发作期眼压和间歇期 24h 眼压对比

眼压	对侧眼 （mmHg）	患眼 （mmHg）	t 值	P 值
发作期眼压均值的均值	17.00 ± 2.72	47.00 ± 7.25	15.985	＜0.001
间歇期眼压峰值的均值	18.24 ± 2.14	20.71 ± 2.17	−3.343	0.002
间歇期眼压谷值的均值	10.76 ± 1.89	12.06 ± 2.46	−1.720	0.006
间歇期眼压平均值的均值	14.24 ± 1.66	16.22 ± 2.00	−3.150	0.004

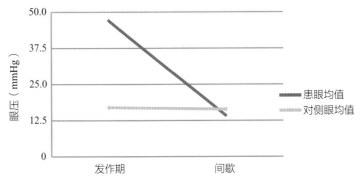

▲ 图 4-2　双眼发作期眼压和间歇期 24h 眼压均值

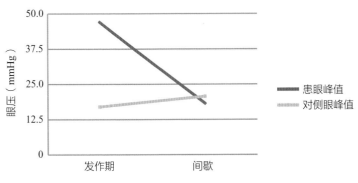

▲ 图 4-3　双眼发作期眼压和间歇期 24h 眼压峰值

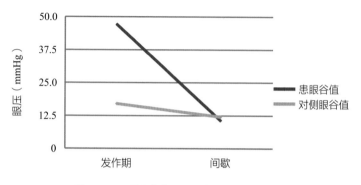

▲ 图 4-4　双眼发作期眼压和间歇期 24h 眼压谷值

侧眼外，患眼间歇期眼压峰值的均值、谷值的均值及平均值的均值都低于对侧眼。即患眼和对侧眼的眼压从发作期到间歇期的动态变化呈现了明显眼压交叉现象。

四、讨论

青光眼睫状体炎综合征在西方国家罕见，芬兰报道的发病率仅有 19/1000 000，但是在亚洲国家并不罕见。随着临床上接诊的 PSS 患者逐渐增多，我们看到的不仅都是典型病例，还有很多患者的发作期症状如前文所述并不典型，很容易和其他眼压升高，或者虹膜睫状体炎相混淆。另外，此病早期在间歇期没有症状，体征也完全消失，若患者此时就诊，医生也无法作出诊断。随着逐步深入的研究，我们对疾病的认识也在不断地加深。本病的预后也并不像之前认为的那么乐观，继发性青光眼合并其他类型青光眼，或者存在其他眼部疾病的患者都被报道出来，发生青光眼性视神经损害的患者也不罕见，所以疾病的早期诊断和积极治疗显得尤为重要，如果还能寻找到青睫综合征的其他特点，并能对疾病的诊断、鉴别诊断及治疗有所帮助，则意义重大。有研究者对 PSS 的眼压、视野等指标进行研究，并通过对随机眼压的观察发现了眼压交叉现象。鉴于眼压是一个动态变化的生物学指标，以上单用随机眼压得到的结论是否可靠我们不得而知。

眼压和眼压测量是个很复杂的问题，眼压本身就随着机体内部环境或其他外部环境而改变，它还会受到体位改变、饮食、测量仪器等很多因素的影响，有峰值即最高值，谷值即最低值，而且峰值和谷值出现的时间点也是因人而异，并不一定都出现在工作时间，所以患者眼压的真实水平和变化情况不能仅凭几次随机的测量就能反映出来。习惯体位法 24h 眼压监测，遵循人体的生活习惯，即保持日间清醒坐位，夜间睡眠卧位的习惯体位对受检者进行检查，因为能更加真实的反映眼压情况而在临床上逐渐得到重视。所以本研究将采用这种测量方法进一步探讨 PSS 的眼压动态变化。本研究对纳入的 17 名典型 PSS 患者（无视功能损伤、未合并其他青光眼或器质性眼病）测量其发作期随机眼压和间歇期的习惯体位性 24h 眼压，再次对 PSS 的眼压进行分析，研究方法更加科学。

目前眼压计种类繁多，依据对各种眼压计优缺点的对比，以及临床实际工作的可行性，本研究选择日间使用 Goldmann 压平式眼压计，夜间使用 icare 回弹式眼压计。许多研究报道 icare 回弹式眼压计和 Goldmann 眼压计两者相比较，它们的眼压测量值结果较相近，且两者均受角膜中央厚度的影响。2008 年 Pakrou N[4] 等报道 icare 和 Goldmann 的眼压测量值具有良好的关系，但是 icare 操作更容易，测量迅速，且在测量时受测者几乎无任何不适。Jóhannesson G 等 [5] 为讨论中央角膜厚度和曲率对眼压测量的影响，对 150 只眼使用 icare、Goldmann 和 PASCAL DCT 3 种眼压计进行测量。他们得出的结论是，中央角膜厚度和角膜曲率均会影响 Goldmann 眼压计的眼压测量值，icare 的眼压测量值受角膜厚度的影响较大，而 PASCAL DCT 的眼压测量值受角膜曲率的影响较大。三种眼压计的眼压测量值具有良好的相关性。2008 年 Munkwitz S[6] 等通过宽眼压范围下比较 icare 和 Goldmann 眼压计的眼压测量值，他们报道在低、中眼压段下两种眼压计具有良好的相关关系，但是在高眼压段下两者的相关关系稍差，且随着眼压的升高两者的差别也随着增大。本研究纳入的 17 名典型性 PSS 患者均来自本科室临床，并通过查阅文献，对眼压测量结果进行角膜厚度、体位和不同眼压计的矫正后再进行统计学分析，研究数据真实可靠。

本研究结果表明，PSS 患者在发作期患眼的眼压明显高于对侧眼，结果有统计学意义。在间歇期患眼和对侧眼的眼压在 24h 眼压监测中均呈现波动，患眼和对侧眼间歇期 24h 眼压峰值多出现在早晨 7:30 测量时间点，而谷值出现在凌晨 1:30 测量时间点。在间歇期，患眼无论是眼压峰值、谷值还是平均值的均值均明显低于对侧眼，结果也都具有统计学意义。我们的结果表明，通过习惯体位 24h 眼压监测进一步证实了 PSS 从发作期到间歇期眼压的动态变化呈现眼压交叉现象的特征。患眼的整条眼压曲线即 12 个时间点的测量值均值都在对侧眼的眼压曲线之下，但有个别时间点在统计学上无差别，这和本研究纳入患者数较少有一定关系。

　　眼压交叉现象在 PSS 的诊断和鉴别诊断上有很大帮助，当患者发作期症状不典型，如有明显的角膜水肿、无角膜后 KP 时，如果符合自限和反复发作的特点，并且在间歇期呈现眼压交叉现象，则可支持 PSS 的诊断。另外，眼压交叉现象也可以帮助我们鉴别一些眼压持续升高的疾病，如原发性开角型青光眼、原发性闭角型青光眼（primary angle-closure glaucoma，PACG）和 Fuchs 综合征。在我们的研究中，就有 2 名患者在发作期出现角膜明显水肿，而被误诊为急性闭角型青光眼。还有 3 名患者在发作期因 KP 形态很不典型，而被误诊为原发性开角型青光眼。我们还观察到 6 名[7]青睫综合征患者在疾病早期临床症状和体征都很典型，也具有眼压交叉现象，但是 5～8 年后，随着疾病反复发作，患眼间歇期眼压逐渐升高，不仅高于对侧眼，还有甚者持续保持在高位水平，眼压交叉现象消失，并且发生了青光眼性视盘和（或）视野损害。其中 4 名患者需长期使用降眼压滴眼液，还有 2 名患者被实施了滤过性手术。这提示我们并不是所有 PSS 都预后良好，部分患者随着疾病的反复发作或病程延绵不愈，后期眼压可持续升高，由此造成青光眼性视神经损害；眼压交叉这一现象的消失就可以告诉我们还有 PSS 发作之外的其他因素在影响眼压，如继发性小梁损害或合并其他类型青光眼。这时我们应当严密观察间歇期眼压及患者眼底情况，必要时给予治疗以预防视神经损伤。

眼压交叉现象又该怎么解释呢？有研究发现 PSS 患者的前房内前列腺素（PG）特别是前列腺素 E 的浓度在急性发作期明显升高，间歇期又逐渐下降，并认为这是导致 PSS 眼压改变的原因[8]。很多临床和试验研究认为 PSS 眼压升高是由于房水生成增多和房水流畅系数降低导致房水排出减少所致。其原理为高浓度的 PG 可导致葡萄膜血管管径扩张，睫状突无色素上皮分泌房水增多，血管扩张也使血 – 房水屏障的通透性增大，加重了眼前节炎症表现。作用于 α 受体的内生性儿茶酚胺特别是去甲肾上腺素对房水的排出起着重要的调节和促进作用，有动物实验证实 PG 含量的升高对儿茶酚胺有抑制作用，降低去甲肾上腺素的生物效应，从而可降低房水流畅系数，减少房水排出。当 PSS 发作时，房水中的 PG 含量增加，眼压随之升高。而眼压升高又会对房水流出通道造成机械性的压迫，房水排出阻力进一步加大，结果导致眼压进一步升高。有研究发现兔眼使用前列腺素类滴眼液（1ml：5000μg 的 $PGF_{2\alpha}$）后，其眼压先是迅速升高，随后持续降低（1ml：125μg），此为"双边效应"[1]；该研究进一步佐证了眼压交叉现象与 PSS 患者发作期和间歇期前房内前列腺素浓度的变化有关，发作期高浓度的前列腺素会使眼压升高，而间歇期低浓度的前列腺素反而会使眼压降低。事实上，临床上使用的前列腺素类滴眼液浓度都很低，如贝美前列素滴眼液的浓度为 0.03%，拉坦前列素滴眼液的浓度为 0.005%（1ml：50μg），曲伏前列素滴眼液为 0.004%，甚至有研究认为 0.003% 的浓度疗效也相同[9]，他氟前列素滴眼液的浓度更低，为 0.0015%。

综上所述，我们用习惯体位法 24h 眼压监测再次证实了 PSS 患者的眼压从发作期到间歇期的动态变化具有眼压交叉现象的特征，它对于疾病的早期诊断、鉴别诊断及治疗均有一定的临床意义。本研究只是纯临床研究，且研究的患者数量较少，需进一步扩大样本量再研究。此外，还需要对房水成分进行动态的生物学检验。例如，多数正常人和青光眼患者的夜间眼压较高[10, 11]，但我们观察的小样本 PSS 患者间歇期内 24h 眼压均数曲线却表现为上午眼压较高，这个现象值得关注和进一步的研究。

（郭化芳　曹丹敏）

参考文献

[1] Giuffre G.The effects of prostaglandin F2 alpha in the human eye[J].Graefes Arch Clin Exp Ophthalmol, 1985;222(3):139-141.

[2] 周和政 . 青光眼的体位眼压变化与眼压描计 [J]. 实用眼科杂志 , 1991, 9(10):598-602.

[3] 北京医学会眼科学分会 . 关于 24 小时眼压监测规范的探讨 [J]. 中华眼科杂志 , 2014, (5):384-385.

[4] Pakrou N, Gray T, Mills R, et al. Clinical comparison of the icare tonometer and Goldmann aoplanation tonome-try[J]. J Glaucoma, 2008, 17(1):43-47.

[5] Lopez-caballero C, Contreras, Munos-Negrete FJ, et al. Rebound tonomelry in a clinical setting.Comparison with applanation tonometry[J]. Esp Oftalmol,

2007, 82:273–278.

[6] MurtkwitzS, Elkarmouty A, Hoffmann EM, Pfeiffer N, ThiemeH . Comparison of the icare rebound tortometer and the Goldmann applanation tonometer over a wide IOP range[J].Graefes Arch Clin Exp Ophthalmol, 2008, 246(6):875–879.

[7] Zhou HZ, Ye Q, Wu J G, et al. Clinical Research Progress of Glaucomatocyclitic Crisis[M]. Glaucoma – Basic and Clinical Aspects, 2013:377–417.

[8] Neufeld AH, Sears ML. Prostaglandin and eye[J].Prostaglandins Aug, 1973, 4(2):157–75.

[9] Peace JH, Ahlberg P, Wagner M, et al. Polyquaternium–1–Preserved Travoprost 0.003% or Benzalkonium Chloride–Preserved Travoprost 0.004% for Glaucoma and Ocular Hypertension[J]. Am J Ophthalmol, 2015, 160(2):266–274.

[10] 周和政 , 沈政伟 .《眼压与青光眼》[M]. 湖北 : 科学技术出版社 , 2010.

[11] 晏颖 .24h 眼压在青光眼诊断和治疗中的意义 [J], 眼科新进展 , 2010, 30(3):284–286.

第5章 OCTA 对 PSS 患者视盘血流的动态观察

既往认为青光眼睫状体炎综合征（PSS）为"良性"病变，具有自限性，发作时眼压高，间歇期眼压正常，患者无不适症状，虽易反复发作，但不会造成视神经损伤及视野损害[1-3]。但后来有研究发现并非所有 PSS 患者都有正常大小的杯盘比和正常的视野，部分患者在 PSS 反复发作后可能会出现杯盘比增大及青光眼性视野缺损，如旁中心暗点、弓形暗点及鼻侧阶梯等[4-6]。经典的青光眼性视神经损害机制有压力损害机制和血管机制，多年来的研究结果都表明血流动力学和血液流变学异常，都可造成视盘血液循环障碍、视盘缺血，导致或加剧青光眼性视神经损害。因此，研究 PSS 患者视盘局部的血流改变对探讨 PSS 导致青光眼性视神经损害的机制有特殊的意义。

一、视盘血液循环的检查方法

传统的视盘血循环检查方法有荧光素眼底血管造影（fundus fluorescein angiography，FFA）（图5-1）、彩色多普勒光学相干断层成像（color Doppler optical coherence tomography，CD-OCT）、共焦激光多普勒血流仪（Heidelberg retina flowmetry，HRF）、激光散斑血流成像仪、头颅磁共振等，它们各有利弊。FFA能够定性测量视盘表面、视盘旁血流改变，以及视盘缺血位置，臂－视网膜循环时间也可以部分反映血流动力学情况，但不能定量检测缺血的程度，且不能区别是血流循环障碍，还是因为血管结构改变引起的血流动力学改变。此外，FFA检查是有创的，必须注射对比剂，对严重心血管病和肝肾疾病及过敏体质的患者运用受限。检查前必须充分散大瞳孔，对

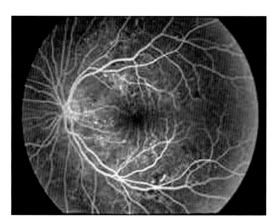

▲ 图5-1　FFA 的检查报告图片

浅前房、高眼压和散瞳困难的患者也要慎用。CD-OCT 可获得视盘大血管的血流动力学数据，包括血管的流速减缓、流动阻力增加，该检查无创且分辨率高及敏感性高，但是只能测量视盘旁大血管，不能测量流速小的血管。其他检查方法原理与 CD-OCT 相似。

　　光学相干断层扫描血管成像（optical coherence tomography angiography，OCTA）（图 5-2）是近年发展起来的一种无创的新型视盘和视网膜血流成像技术。它通过分频幅去相干血管成像技术获得视网膜血管的深度信息。通过动态对比分析，能简便地将动态的组织从静态的结构中分离出来，进而实现将流动视网膜血管信号从静态的无血管组织中分离。除此之外，相较于传统的横断面分析模式，仪器默认的

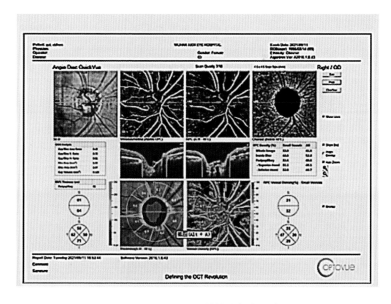

▲ 图 5-2　OCTA 的检查报告示意

En-Face 模式能实现对视网膜的逐层扫描，可以获得不同层次的视网膜图像，以显示视网膜、脉络膜上的血管形态结构[7]。与传统的 OCT 相比，OCTA 的分辨率更高、扫描速度更快，同时具有实时和无创性检查的优势。通过特殊测量软件它还可定量测量视盘和视网膜局部的小血管密度及血流面积，包括全区域血管密度、视盘周围毛细血管密度、内环毛细血管密度，以及鼻上、鼻下、颞上、颞下、鼻侧、颞侧各个区域毛细血管密度等定量血流面积和血管密度指标。

二、OCTA 在青光眼研究中的运用

近年来 OCTA 在青光眼研究中的运用日益广泛，余敏斌教授研究团队[8]曾应用 OCTA 对正常人、高眼压症（ocular hypertension，OH）、原发性开角型青光眼（primary open-angle glouscoma，POAG）和正常眼压性青光眼（normal tension glaucoma，NTG）的视盘血流面积、血管密度，以及影响视盘血液循环的相关因素等进行了横断面研究。研究结果表明：①生理性大视杯患者不存在特征性视盘血管密度及血流面积的改变；② IOP≥25mmHg 的 OH 存在视盘血流面积减小，但不存在血管密度减低；③ POAG、NTG 中都存在特征性的视盘血流面积和血管密度的减低，而且 POAG 和 NTG 患者的视盘层、放射状盘周毛细血管（radial peripapillary capillary，RPC）层血管密度降低，与对应区域的视盘盘沿改变、视网膜神经纤维层厚度

变薄等结构损害指标有一致性，也与视野损害部位、表现和程度相一致，结果都表明视盘局部的血液循环障碍与青光眼视神经结构和功能损害表现高度相关。

孙兴怀教授团队[9]也应用 OCTA 研究急性闭角型青光眼（acute angle-closure glancoma，AACG）不同阶段的视盘和黄斑血流的改变。传统意义上认为 AACG 急性发作阶段尚未造成视网膜视神经损伤。但 AACG 急性发作时发生虹膜萎缩、晶状体青光眼斑等情况，提示已经造成了局部微循环血流灌注损害。孙教授的研究显示视盘旁血管密度在 AACG 的慢性进展期、急性发作后、间歇期均较临床前期和正常对照组明显下降；慢性进展期黄斑区血管密度较正常对照组降低（图 5-3 和图 5-4）。OCTA 监测结果还显示一过性眼压升高（急性发作和小发作）的患眼其视盘旁区域视网膜血流灌注降低，可能与间歇性眼压升高的损害相关。

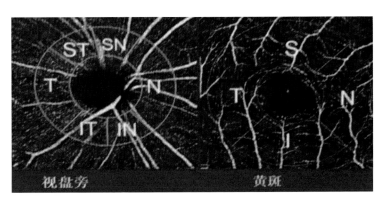

▲ 图 5-3　**OCTA 检查的视盘旁区域与黄斑区的血管图像展示**

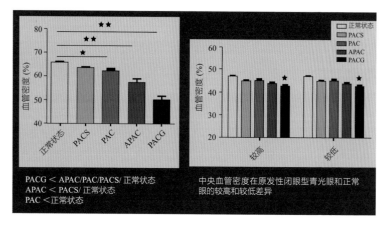

PACG < APAC/PAC/PACS/ 正常状态
APAC < PACS/ 正常状态
PAC < 正常状态

中央血管密度在原发性闭眼型青光眼和正常眼的较高和较低差异

▲ 图 5-4　不同阶段房角关闭疾病的视盘旁区域与黄斑区的血管密度

PACS. 原发性急性冠状动脉综合征；PAC. 原发性房角关闭；APAC. 急性原发性房角关闭；PACG. 原发性闭眼型青光眼

三、我们的初步观察

目前对于 PSS 患者眼部的血流变化，国内外的研究甚少。Christina Raitta 等 [5] 对 6 名 PSS 患者观察发现，在处于发作期，且发作眼眼压均＞40mmHg 的情况下，6 名患者的发作眼均出现虹膜节段性缺血，然而在发作间期眼压正常的情况下发作眼的虹膜血流，甚至较对侧眼更为丰富。目前仅有 1 篇已发表的文章对 PSS 患者的眼底血流情况进行研究分析 [10]，该研究对平均随访长达 8 年，平均发作次数为 20 次的 4 名 PSS 患者观察在不同发作阶段的视盘旁视网膜血流变化，对比 PSS 患者发作前、发作时及发作后的视盘旁视网膜血流值，发现 PSS 发作前与发作后视盘旁视网膜血流变化无显著差异，发作时视盘旁鼻侧及颞侧视网膜血流量显著减少，提示 PSS 在发作时可能由于高眼压的机械性压迫造成视盘旁血流量减少。但该研究样本量少，仅纳入 4 名 PSS 患者，且仅对患眼视盘旁视网膜血流进行观测，未观察视网膜黄斑区的血流动态变化，也未与对侧眼进行对比。

我院开展了一项 OCTA 观察 PSS 患者视盘血流改变的前瞻性研究。利用 OCTA 观察并对比了 12 名（7 男、5 女）PSS 患者发作时发作眼及对侧眼视盘旁 RPC 层血管密度情况和间歇期（发作眼发作缓解、眼压降至正常 1 周后）发作眼及对侧眼视盘旁血管密度情况（表 5-1）。

研究结果提示：①发作时发作眼与对侧眼的 RPC 层上方、下方、

表 5-1　发作期和间歇期双眼视盘旁 RPC 层血管密度情况

		发作眼	对侧眼
发作期	上方	50.333 ± 4.546	50.167 ± 2.858
	下方	52.512 ± 10.095	51.663 ± 8.824
	鼻侧	52.833 ± 3.764	53.261 ± 5.269
	颞侧	47.671 ± 1.862	48.354 ± 2.927
间歇期	上方	50.123 ± 4.146	50.103 ± 4.506
	下方	51.483 ± 6.078	52.102 ± 9.815
	鼻侧	51.166 ± 5.821	52.791 ± 3.574
	颞侧	49.554 ± 3.128	49.676 ± 1.772

鼻侧、颞侧血管密度均无明显差异（$P>0.05$）；②发作眼发作期与间歇期相比，颞侧的血管密度有明显差异（发作期均值 47.671 ± 1.862，间歇期均值 49.554 ± 3.128；$P<0.05$）；上方、下方、鼻侧无明显差异（$P>0.05$）。这可能与本研究患者的病情相关，本研究患者中仅有 1 名有视野和杯盘比的改变，且眼压 1 周均已降至正常；特别是没有规定发作期患眼的眼压下限值，有的患者在检查时眼压仅仅为 30mmHg，难以影响血流的变化。有 1 名左眼 PSS 患者，发作期眼压高达 48mmHg，呈现出发作期左眼的血流密度显著减低，且低于右眼；左眼间歇期的血流密度基本恢复正常，但仍低于右眼（图 5–5 至图 5–8）。

也有研究 [11, 12] 分析，虽然 PSS 发作期眼压升高对血管产生机械性压迫，导致视网膜血流密度降低，同时因为 PSS 发作又与炎症因素相关，可以产生多种炎症因子，所以因炎症作用产生的前列腺素 E_1 等内源性活性物质又可扩张血管。在 PSS 的缓解期，因眼压降至正常，高眼压对血管的机械压迫作用减轻，同时炎症缓解，炎症导致的血管扩张效果减弱，所以对比 PSS 发作前后血管密度无明显变化。

另有一项研究表明 [13] 在 PSS 发作时，发作眼的黄斑中心凹无血管区域（foveal avascular Zone，FAZ）面积较对侧眼大，且黄斑区内环直径 1mm 外环直径 3mm 范围浅层上方及下方血管密度较对侧眼低，这可能提示黄斑区对缺血敏感度更高。所以我们的研究还需要扩大患者数量且应更全面的检查视盘及黄斑的血流数据变化。

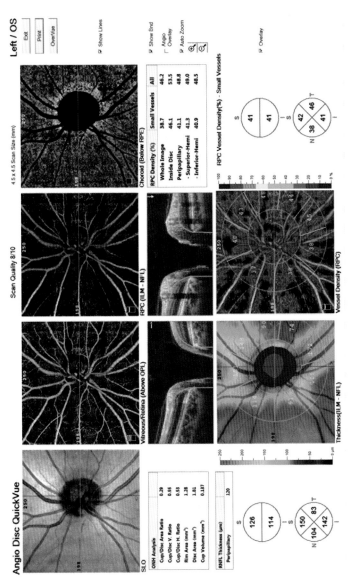

▲ 图 5-5　左眼 PSS 患者的左眼发作期视盘旁区域 OCTA 检查报告

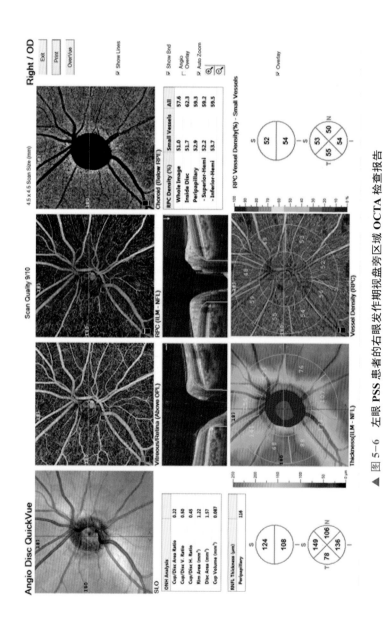

▲ 图 5-6 左眼 PSS 患者的右眼发作期视盘旁区域 OCTA 检查报告

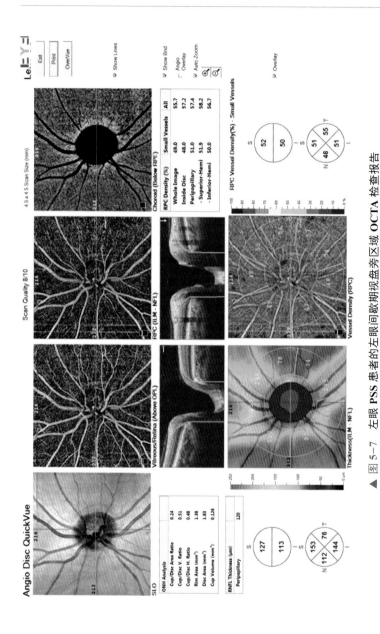

▲ 图 5-7　左眼 PSS 患者的左眼间歇期视盘旁区域 OCTA 检查报告

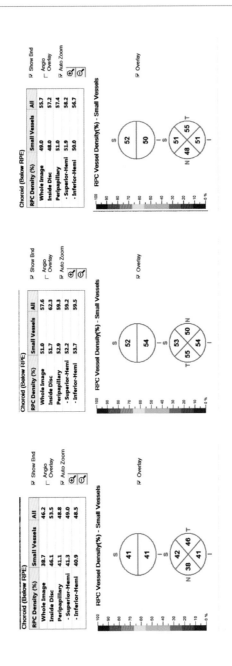

▲ 图 5-8　左眼 PSS 患者的双眼发作期、患眼间歇期的视盘旁区域血管密度

在某种程度上来说，PSS 可以作为 POAG 的天然模型，我们可通过密切地观察 PSS 患者的视神经纤维和血流的改变，以及与视野的相关性，指导我们更早地发现青光眼性视神经损害与视神经的结构和血流的关系，更好地指导早期青光眼治疗。

(孙　重　洪　玲)

参考文献

[1] Posener A, Schlossman A. Syndrome of unilateral attacks of glaucoma with cyclic symptoms [J]. Arch opthalmol.1948, 39:5–28

[2] 孙嫣然 , 党亚龙 , 张纯 . 青光眼睫状体炎综合征病因研究新进展 [J]. 中华实验眼科杂志 , 2016, 034(10): 957–960.

[3] Theodore FH. Observations on glaucomatocyclitic crises (Posner–Schlossman syndrome) [J]. British Journal of Ophthalmology, 1952, 36(4):207–210.

[4] Kass MA, Becker B, Kolker AE. Glaucomatocyclitic crisis and primary open–angle glaucoma [J]. American Journal of Ophthalmology, 1973, 75(4):668–673.

[5] Raitta C, Vannas A. Glaucomatocyclitic crisis [J]. Archives of Ophthalmology, 1977, 95(4):608–612.

[6] Jap A, Sivakumar M, Chee S. Is Posner Schlossman syndrome benign [J]. Ophthalmology, 2001. 108(5):913–918.

[7] Jia Y. Quantitative OCT angiography of optic nerve head blood flow [J]. Biomedical Optics Express, 2012, 3(12):3127–3137.

[8] Wang X, Jiang C, Ko T, et al. Correlation between optic disc perfusion and glaucomatous severity in patients with open angle glaucoma: an optical coherence tomography angiography study [J]. Grafes Arch Clin Exp Ophthalmol, 2015, 253(9):1557–1564.

[9] Liu L, Jia Y, Takusagawa HL, et al. Optical coherence tomography angiography of the peripapillary retina in glaucoma [J]. JAMA Ophthalmol, 2015, 133(9):1045–

1052.

[10] Darchuk V. Optic nerve head behavior in Posner–Schlossman syndrome [J]. International Ophthalmology, 2001, 23(4):373–379.

[11] Pohlmann D. Different composition of intraocular immune mediators in Posner–Schlossman-Syndrome and Fuchs' Uveitis. Int Ophthalmol, 2018, 13(6):e0199301.

[12] Li, J. Aqueous cytokine changes associated with Posner–Schlossman syndrome with and without human cytomegalovirus [J]. Int Ophthalmol, 2012, 7(9):e44453.

[13] Yarmohammadi A. Peripapillary and macular vessel density in patients with glaucoma and single–hemifield visual field defect [J]. Ophthalmology, 2017, 124(5): 709–719.

第 6 章　诊断与鉴别诊断

　　临床上，大多数疾病都可表现为典型和非典型，前者诊断相对容易，后者则相对困难。非典型病例又可分为 2 个亚群，即个别症状或体征有别于典型性的患者，如具有睫状视网膜动脉（图 6-1 和图 6-2）[1] 解剖变异的个体发生的视网膜中央动脉阻塞，可以保留一定的中心视力，患者可能缺乏典型的黄斑区樱桃红的体征（图 6-3）[1, 2]，但临床上仍可确诊为视网膜中央动脉阻塞；同时合并有可影响本病临床表现的其他疾病的患者，如发生于原发性开角型青光眼患者的视网膜中央或分支静脉阻塞，其视盘水肿可以不显著或不典型，视野损害可能与静脉阻塞的部位或程度不相吻合（图 6-4），但临床上仍可确诊为视网膜中央动脉阻塞。睫状视网膜动脉也可发生阻塞，导致中心视力的突然下降（图 6-5）[3]。非典型病例确诊的前提有两点，包括疾病的病理生理学与典型病例基本相同，疾病的临床过程和多数症状和体征与典型病例基本相同。

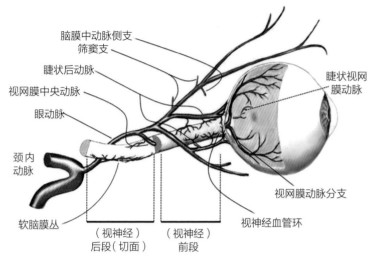

脑膜中动脉侧支
筛窦支
睫状后动脉
视网膜中央动脉
眼动脉
颈内动脉
软脑膜丛
（视神经）后段（切面）
（视神经）前段
睫状视网膜动脉
视网膜动脉分支
视神经血管环

▲ 图 6-1　睫状视网膜动脉[1]

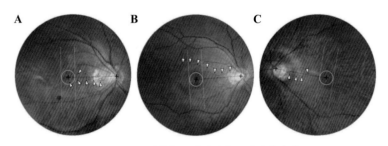

▲ 图 6-2　睫状视网膜动脉的 3 种分布方式
A. 血管抵达中心区；B. 血管绕过中心区延伸；C. 血管未抵达中心区

　　青光眼睫状体炎综合征（PSS）典型病例的临床表现应完全符合第 2 章所列的 8 条 PSS 的临床特点，诊断比较容易。非典型病例可分为以下三种情况：①临床表现不充分，如部分患者在个别发作期内不出现或找不到 KP 或无法捕捉到升高的眼压；有

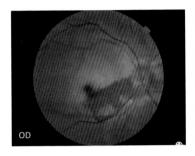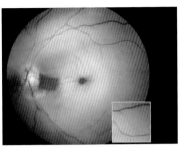

▲ 图 6-3　具有睫状视网膜动脉解剖变异的个体身上发生的视网膜中央动脉阻塞 [1, 2]

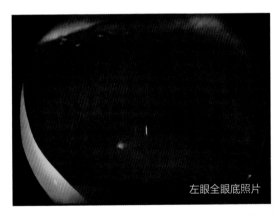

▲ 图 6-4　双眼原发性开角型青光眼合并左眼视网膜分支静脉阻塞患者的眼底和视野

右眼为单纯的 POAG，视盘下沿极窄，视野上方扇形缺损，两者呈现良好的对应关系；左眼为 POAG 合并鼻上视网膜分支静脉阻塞，视盘上、下沿均变薄，上方视野缺损与下方视盘盘沿表现相称，下方视野缺损与上方视盘盘沿损害程度明显不相称，与鼻上分支静脉阻塞有关。如果左眼只是鼻上分支静脉阻塞，则上方视野应该正常

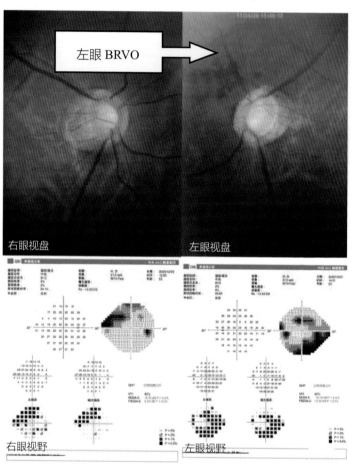

▲ 图 6-4（续） 双眼原发性开角型青光眼合并左眼视网膜分支静脉阻塞患者的眼底和视野

右眼为单纯的 POAG，视盘下沿极窄，视野上方扇形缺损，两者呈现良好的对应关系；左眼为 POAG 合并鼻上视网膜分支静脉阻塞，视盘上、下沿均变薄，上方视野缺损与下方视盘盘沿表现相称，下方视野缺损与上方视盘盘沿损害程度明显不相称，与鼻上分支静脉阻塞有关。如果左眼只是鼻上分支静脉阻塞，则上方视野应该正常

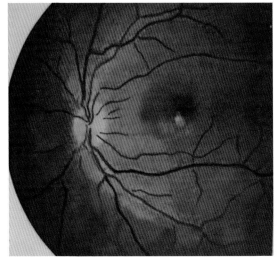

▲ 图6-5 睫状视网膜动脉阻塞引起的黄斑区小片状出血[3]

的患者在发作时对侧眼眼压可轻度升高（同感性眼压升高）等；②有的 PSS 患者发病初期表现典型，后来因 PSS 的长期反复发作导致某些眼组织的损害而出现新的症状或体征，如青光眼性视神经损害、虹膜萎缩脱色，以及小梁网的不可逆损害导致的间歇期眼压异常等；③合并存在的可影响 PSS 临床表现的其他眼病，如原发性开角型青光眼（POAG）、原发性闭角型青光眼（PACG）、缺血性视盘病变、视网膜脱离等。

　　非典型 PSS 的诊断有时较为困难，但依照前述原则和思维方法，还是可以做出准确的判断。诊断非典型 PSS 必须满足以下两方面的条件：①必须具有反复发作性的轻度非肉芽肿性虹膜睫状体炎伴显著眼压升高的基本病理过程，病程初期有一定的自限性表现；②患者的临床表现要与这种病理过程相吻合。具体而言，要基本符合以下的诊断和鉴别诊断的要点。

一、诊断要点

1. 发病情况

常见于中青年，多数患者为同一只眼反复发作，偶有双眼交替发作，罕见双眼同时发作。对于高龄和双眼发病者，诊断须十分慎重。

2. 发作期的表现

主要有两个特点：①炎症表现轻微但眼压升高显著。炎症表现为除了 2~20 枚小圆形灰白色 KP 外，前房和玻璃体腔几乎没有炎症表现；炎症反复发作但从不发生虹膜后粘连，更无虹膜结节等，瞳孔不缩小且较平时略扩大，对光反射存在；但眼压可高达 40~60mmHg，一般持续 1~14 天，偶可持续 1 个月。②体征重，症状轻。虽然眼压很高，但患者的症状不明显，大多数患者只是轻微的不适，视力一般正常，角膜水肿严重时才会视物模糊；部分患者严重发作时可出现可逆性的血管扩张暗影，若无病程过长或发作次数过多，除合并其他眼病外，视野和眼底一般正常。

3. 病程

病程有一定的自限性，病程初期更明显。即使不给予任何治疗，几乎每一次发作都可自愈，且发作后可有几周到几年的间歇期。除非小梁网受到不可逆的损害或合并了原发性青光眼，间歇期内双眼的眼压和 C 值均正常，各种青光眼激发试验均为阴性，且患眼（双眼发病者的本次发作眼）的眼压低于对侧眼，C 值高于对侧眼，即双眼两期的眼压和 C 值均存在交叉现象。

4. PSS 的 KP 特点

可在眼压升高后或升高前几天出现，数量可为 1~25 枚，多为灰白色小圆形或羊脂状，KP 边界规整清晰。KP 在眼压恢复正常后数天开始吸收，主要分布于角膜中央下部，有时可隐匿于小梁网或房角内。

5. PSS 与 PACG 的关系

不论前房深度或前房角宽窄如何，PSS 发作时前房角保持大部分开放；即使合并了 PACG，在 PACG 的初期也应如此，尚未见 PSS 与 PACG 同时发作的患者。

二、鉴别诊断

青光眼睫状体炎综合征的鉴别诊断对临床治疗效果的影响极大。对 PSS 的预后过于乐观或对其鉴别诊断缺乏足够的重视，可能带来严重的后果。首先是要重视 PSS 与原发性青光眼的鉴别。一方面，切勿将 PSS 误诊为原发性青光眼而进行不正确的治疗，以免造成不良后果；另一方面，切勿漏诊 PSS 合并的原发性青光眼而丧失了最佳治疗时机，导致严重的视功能损害，我们将在以后的相关章节中详细阐述。此外，还应重视与以下疾病的鉴别。

1. Fuchs 综合征

该病与青睫综合征临床表现有相似之处。文献亦有报道称存在将 Fuchs 综合征误诊为青睫综合征的患者 [4, 5]，但国内尚无这两种疾病临床特点对比及具体原因分析的相关文献。

Fuchs 综合征是我国最易误诊的葡萄膜炎类型的疾病。病因未定，多认为与病毒（风疹病毒、巨细胞病毒）或弓形虫感染有关。多见于中青年（20—50 岁），单眼受累。临床一般表现为隐匿性发病，初期没有明显症状，眼科检查可见双侧虹膜颜色不对称。随后多因晶状体后囊下混浊、继发青光眼或玻璃体混浊影响视力，多数患者出现视物模糊、眼前黑影的症状时才引起注意，到医院就诊。该疾病主要表现为轻度的虹膜睫状体炎，检查可见瞳孔区呈三角形分布或角膜后弥漫分布的为数不等的星形 KP 或较小的羊脂状 KP，KP 间有细丝相连；前房轻度闪辉和少量炎症细胞，前玻璃体内可有轻微混浊和少量细胞；虹膜因弥漫性基质萎缩和虫蚀状脱色素而呈现"雨打沙滩"样外观，偶见 Bussaca 结节；瞳孔圆、可轻度扩大，但不发生虹膜后粘连，瞳孔缘偶见 Koeppe 结节；前房角为开放宽角，偶见房角新生血管或周边虹膜前粘连；并发性白内障和继发性青光眼较为多见（图 6-6）[6]。Fuchs 综合征的特殊临床表现包括：①角膜斑点或角膜内皮异常；②血 – 房水屏障异常；③非持续性炎症表现；④虹膜结节和虹膜后粘连；⑤虹膜异色症 [7]。

杨培增教授根据我国 Fuchs 综合征患者临床表现的特殊性，提出以下必备体征作为诊断标准：①轻度葡萄膜炎；②特征性 KP；③虹

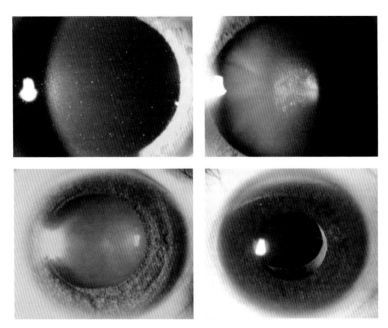

▲ 图 6-6　角膜弥散分部的 KP, 虹膜基质弥漫性萎缩，虫蚀样脱色素性改变，瞳孔扩大，晶状体后囊下混浊

膜脱色素；④无虹膜后粘连。参考体征：①单眼受累；②晶体后囊下混浊；③眼压升高；④玻璃体混浊；⑤视网膜脉络膜病变。因该病发病早期患者自觉症状并不明显，大部分患者不能及时就诊，发病早期就诊的患者也因为体征不够典型或患者提供的既往病史不准确而造成误诊、漏诊。

　　需要特别重视的是，由于 Fuchs 综合征和 PSS 均多见于中青年，且多为单眼受累、均表现为轻度的葡萄膜炎伴高眼压，而长期反复发作的 PSS 患者也可出现虹膜萎缩，因此两者特别容易相互混淆。

PSS 与 Fuchs 综合征鉴别诊断的要点如下。

(1) 发病眼别、性别：PSS 多为单眼发病或双眼交替发病，很少同时累及双眼，男性多于女性。Fuchs 综合征无性别差异，90% 以上为单眼受害。

(2) 眼压情况：PSS 患者眼压升高为间歇性，表现为与 KP 基本同步的间歇性眼压上升，并且容易被药物（激素及降眼压药）控制或随 KP 的消失而自动下降，高眼压状态多数持续 3～10 天；Fuchs 综合征早期眼压一般正常，一旦眼压升高，往往为持续性，虽然可有波动但无间歇性发作的特点，不易控制，对激素治疗反应差。伴虹膜异色症的 PSS 在发作期患眼眼压高于健侧，而在间歇期患眼的眼压低于健侧，眼压差值为 3～5mmHg，仍然保持典型的眼压交叉现象。Fuchs 综合征则表现为患眼眼压一直较对侧眼高，高低眼压时的双眼眼压变化不呈现交叉现象。

(3) KP 情况：伴虹膜异色症的 PSS 患者仅在发作期内短期出现角膜后少量羊脂状 KP，这种 KP 的特点是中等大小、孤立、没有色素、圆形、呈脂状，多位于角膜下半部分，而且在眼压下降后几天内，KP 会自然消失。Fuchs 综合征患者的 KP 具有特征性，呈白色比较透明的细小圆点或星状，弥漫性分布，KP 之间有时有纤维样细丝连接，可长期存在，对激素治疗的反应很差。

(4) 晶状体情况：Fuchs 综合征后期常见并发性白内障，而伴虹膜异色症的 PSS 除合并存在与年龄相关的白内障外，极少发生并发性白内障。

(5) 青光眼性眼底及视功能损害：伴虹膜异色症的 PSS 患者青光眼性视神经损害出现较晚、程度较轻；而 Fuchs 综合征患者的损害发生较早、较重。

2. 虹膜角膜内皮综合征

虹膜角膜内皮综合征（iridocorneal endothelial syndrome，ICE）是一组具有原发性特征性角膜内皮异常的眼前节疾病，以角膜内皮异常、进行性虹膜萎缩、广泛周边虹膜前粘连、房角关闭及继发性青光眼为共同的临床表现。病理上角膜内皮的病变与临床上的角膜水肿、进行性虹膜角膜角粘连闭合、显著的虹膜破坏和继发性青光眼等体征有直接关联。眼前段各部位的病变可简要地表述如下。

(1) 角膜：裂隙灯显微镜下可见不同程度的角膜水肿，角膜内皮细小碎银末样斑点；镜面反射显微镜下见内皮细胞弥漫微细橘皮样外观，特征性光 – 暗倒转的内皮细胞；在高倍显微镜的角膜内皮照相或共聚焦显微镜检查下，可见到角膜内皮细胞的特征性改变，内皮细胞弥漫性异常，表现为不同大小、形状、密度的细胞，以及细胞内的暗区存在，细胞丧失清晰的六角型外观，故称这些细胞为"ICE 细胞"。这些细胞可慢慢弥散并遮盖于全角膜。

(2) 前房角：进行性横跨房角并伸延到 Schwalbe 线或超越Schwalbe 线的广泛周边前粘连。

(3) 虹膜改变：依其表现的差异，临床上可将 ICE 综合征分为以下 3 个亚型：①原发性进行性虹膜萎缩，主要表现为进行性虹膜萎缩、前粘连伴或不伴有虹膜裂孔，但虹膜裂孔形成是该型的特征，易发生继发性青光眼；②Chandler 综合征，主要表现为轻度的瞳孔异位和虹膜基质萎缩，虹膜萎缩程度较轻或无明显萎缩是该型的特征；③Cogan–Reese 综合征，又名虹膜色素痣综合征，主要表现为虹膜表面上的暗黑色带蒂结节。在 3 种类型中，后两种类型较易发生角膜内皮功能失代偿。"ICE 细胞"是确诊 ICE 综合征的主要依据，但在实际临床工作中因多种疾病与 ICE 综合征有相似的虹膜形态的改变，给临床医师先入为主的印象，往往容易作出错误的判断。

该病易误诊为青睫综合征、Fuchs 综合征等，尤其是伴虹膜异色症的 PSS 患者要注意与 ICE 鉴别。发生误诊的主要原因包括：①临床医生对疾病的认识不足，诊断 ICE 综合征时，多数医生将注意力集中于眼前节的变化，如虹膜萎缩、前粘连及并发症的治疗，对引起眼前节改变的原因没有进一步深究；②缺少必要的辅助检查，未重视角膜内皮细胞形态学检查及其结果的判读，缺少角膜内皮细胞形态检查及 UBM 检查。

ICE 综合征与青睫综合征及其他疾病的鉴别点：①有虹膜前粘连，粘连范围越过角膜后弹力层止点；②虹膜无色素脱失表现；③内皮面无特征性 KP；葡萄膜炎角膜内皮面大量色素或羊脂状 KP 沉着，慢性闭角型青光眼因长期高眼压可出现角膜内皮面色素 KP；④角膜内皮细胞形态不同。角膜营养不良内皮细胞表现为大量黑区。

3. 急性虹膜睫状体炎与急性虹膜睫状体炎继发性青光眼

急性虹膜睫状体炎是眼前节发生炎性渗出，睫状体充血明显，视力可显著下降，KP 多而小，房水混浊，虹膜粘连快而重，眼压或高或低。能够观察到前房明显混浊，瞳孔极度缩小并发生后粘连，若出现继发性青光眼，则视力降低的情况更加明显。而青光眼睫状体炎综合征的炎症表现轻微，前房混浊的程度极轻或不存在，瞳孔正常或稍大，视力无变化或出现轻度下降的情况。

急性虹膜睫状体炎可见 KP，前房混浊，因房水中蛋白含量增加及纤维素性渗出阻塞房角，或者因虹膜后粘连，造成前后房阻塞、房水引流受阻，眼压升高；青睫综合征也有 KP、前房轻度混浊及眼压升高，因而两者易于混淆。

鉴别要点包括：①青睫综合征炎症程度相对轻微，前房轻微或轻度混浊，KP 数量相对较少，呈中等大小、孤立、羊脂状，瞳孔正常或稍大，无后粘连，视力正常或轻度下降；②急性虹膜睫状体炎以眼前节炎性渗出为主，有较多灰白色、细小的 KP，前房明显混浊，瞳孔缩小并有后粘连，视力明显下降，若继发青光眼，视力下降更为严重。

4. 其他类型的葡萄膜炎

(1) 脉络膜炎：视力显著下降，可无 KP，玻璃体混浊，一般无虹膜粘连，眼压或低，眼底有脉络膜炎的表现。

(2) 全葡萄膜炎：睫状体充血明显，视力显著下降，KP 多而小，房水混浊，玻璃体严重混浊，虹膜粘连快而重，眼压或高或低，有眼底葡萄膜炎表现。

(3) 中间葡萄膜炎：病变相对局限于睫状体平部、周边部视网膜和玻璃体基部。视力正常或轻度下降，多以眼前有黑影飘动就诊。

玻璃体丝状或尘状混浊；视网膜周边部有出血、渗出或纤维增生等病灶；末梢血管有白鞘；陈旧时有游离色素斑。后期常并发白内障。多双眼发病。眼压初期一般不高，一旦升高则呈持续性。KP 可有可无，但与眼压无相伴性。

5. 急性闭角型青光眼

急性闭角型青光眼一旦发病，患者就会有明显的自觉症状，前房角大部分关闭，眼压急剧升高，视力明显下降；多数患者不能自行缓解，需要针对性治疗。多次发作导致视功能受到明显的损害，严重者会导致失明，一些患者出现青光眼急性发作的"三联征"。青光眼睫状体炎综合征在发作后，患者自觉症状不明显，在眼压升高的状态下，前房角保持开放，只有角膜出现水肿的患者才略感视物模糊，且多为单眼发病，多次发病后仍可不留痕迹地自然缓解。

（周和政　张　莹）

参考文献

[1] Xiangjia Zhu, Jiaqi Meng, Ling Wei, et al. Cilioretinal Arteries and Macular Vasculature in Highly Myopic Eyes: An OCT Angiography-Based Study [J]. Ophthalmol Retina, 2020, 4(10):965–972.

[2] 庄宏 . 眼界聚贤庄 [Z]. 国际眼科时讯 , 2018–01–22.

[3] 刘庆淮 , 方严 . 视盘病变 [M]. 北京：人民卫生出版社 , 2015.

[4] 李贵州 .32 例 Fuchs 综合征的误诊分析 [J]. 福建医药杂志 , 2013, 35(5):50–51.

[5] 廖莹琳 .Fuchs 综合征临床误诊青睫综合征 4 例 [J]. 按摩与康复医学 , 2012,

3(9):250–251.

[6] Shu–Wen N, Chan, Soon–P Demystifying viral anterior uveitis: A review [J]. Clinical & experimental ophthalmology, 2019, 47(3):320–333.

[7] Peizeng Yang, Wang Fang, Haoli Jin, et al. Clinical features of Chinese patients with Fuchs' syndrome [J]. Ophthalmology, 2006, 113(3):473–480.

第 7 章　青光眼睫状体炎综合征的并发症

现已有较多文献报道，青光眼睫状体炎综合征（PSS）可以合并原发性青光眼，包括开角型和闭角型；也可以因为长期反复发作的炎症对小梁网的损害导致另外一种继发性开角型青光眼，本书第 10 章将对此进行专门阐述。PSS 与某些角膜疾病也有关联，详细内容可参见第 8 章。此外，PSS 还可以并发或引起虹膜异色症、缺血性视神经病变、并发性白内障、视网膜脱离等疾病，现通过典型病例的展示和分析，介绍这些并发症的诊治要点。

一、PSS 合并虹膜异色症

（一）典型病例

患者 1，男性，47 岁。因左眼间歇性反复疼痛、视物模糊 1

年余来院就诊。入院检查，最佳矫正视力 1.0/0.6（R/L），眼压 16.7mmHg/13.7mmHg（R/L），双眼 FFA 正常，左眼视杯扩大。怀疑此患者患有青光眼。此后半年，患者左眼间歇性疼痛伴视物模糊反复发作。无论使用或不使用 0.5% 噻吗洛尔滴眼液和其他药物，这些症状通常会在几天后缓解消退。在此期间，患者左眼最高眼压为 35mmHg，右眼正常。此时行眼科检查，双眼视力 1.2，眼压 17mmHg/15mmHg（R/L），左眼角膜下方有大量小的羊脂状角膜后沉着物（KP），左眼虹膜呈"雨打沙滩"样外观，C/D 为 0.6/0.7（R/L），CCT 553μm/560μm（R/L）。UBM 显示双眼房角较宽。荧光素眼底血管造影和对比敏感度检查未见异常（图 7-1）。

1 年后患者再次就诊，本次就诊前 KP 已消失并停用全部药物 2 周。24h 眼压测量结果为 13～16mmHg/12～15mmHg（R/L）。他的左眼确诊为"PSS 合并虹膜异色症"，嘱其每次发病及时用降眼压和抗炎药物治疗。

患者 2，女性，44 岁。因右眼反复发作性胀痛伴视物模糊 9 年余，视力下降 3 个月，初步诊断为右眼"继发性青光眼"入院治疗。9 年前，患者右眼多次发生间歇性胀痛和视物模糊的症状，每年发作 2～3 次，每次发作持续 1 周，可自行缓解。3 个月前，右眼视力明显下降。近日来自觉右眼症状再次发作，遂来院就诊。眼科检查结果显示，视力 0.15/1.0（R/L），眼压 43mmHg/12mmHg（R/L），右眼角膜雾状水肿伴大量羊脂状 KP，虹膜色淡并呈"雨打沙滩"样外观，前房不浅，瞳孔圆，直径 3mm，视盘颜色苍白，C/D 为 0.9，UBM

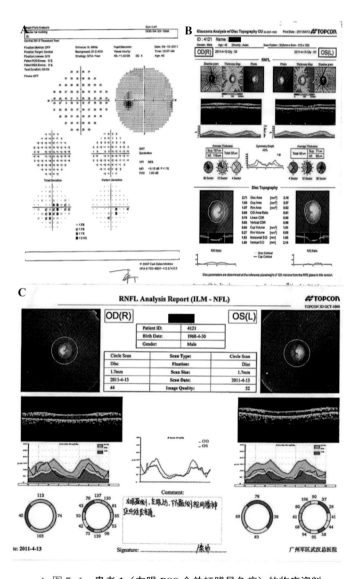

▲ 图 7-1 患者 1（左眼 PSS 合并虹膜异色症）的临床资料

A. 左眼视野显示鼻侧缺损；B. 双眼 OCT 结果显示视杯扩大；C. 视网膜神经纤维层明显缺损

显示双眼房角较宽；左眼无 KP，C/D<0.3；全身系统及常规检查无特殊。使用卡替洛尔、酒石酸溴莫尼定滴眼液、甘露醇等降眼压药物，以及氯替泼诺等抗炎药物治疗 1 周，KP 明显减少，但眼压仍较高；2 周后 KP 消失但眼压仍较高，考虑 PSS 反复发作，炎症反应对小梁网损害的积累作用导致了另一种继发性开角型青光眼，故对其右眼行 Ahmed 引流阀植入术，术后 1 周出院，术眼眼压为 9mmHg。术后近 3 年，眼压控制良好，PSS 发作较少，视野稳定（图 7-2）。

（二）讨论

1. PSS 合并虹膜异色症的临床表现

2004 年傅培等[1] 对 39 名 41 只眼青光眼睫状体炎综合征患者观察 5 个月至 10 年的结果显示，2 名患者为双眼患病；7 名患者的 7 只眼先后出现青光眼视杯扩大及视野缺损，其中 5 名患者伴轻度虹膜异色症，1 名患者伴有高度近视，另有 1 名患者未见其他异常。5 名伴虹膜异色症的患者除视杯扩大和视野缺损外，其中 1 名患者在后期眼压持续升高，并最终失明。据此认为 PSS 的病历过程及转归并非完全"良性"，特别是同时伴有虹膜异色症等其他眼部异常者。

作者曾报道了 4 名（不含前文介绍的 2 名）PSS 合并虹膜异色症的患者。男性 2 名，女性 2 名，年龄为 35—45 岁。除典型的 PSS 表现外，4 名患者患眼的虹膜均呈"雨打沙滩"样外观；均为同一眼单眼反复发作，每次发作持续 3～7 天，眼压明显升高，达 30～60mmHg，出现少量羊脂状 KP，可自行缓解或经药物治疗后消退。间歇期停药

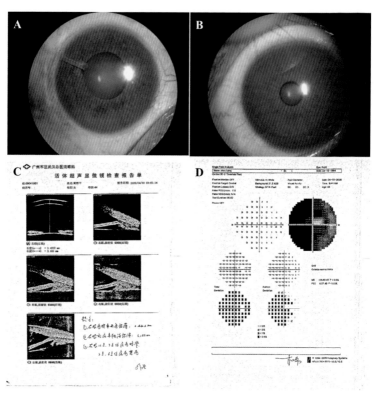

▲ 图 7-2 患者 2 的临床资料

（右眼 PSS 合并虹膜异色症及小梁网功能障碍）

A. 右眼为 Ahmed 引流阀植入术后，与左眼相比虹膜色泽显著较淡并呈现"雨打沙滩"样外观；B. 左眼前段正常；C. UBM 显示右眼房角宽；D. 但右眼视野严重受损

后眼压（包括 24h 眼压）均正常，并有典型的眼压交叉现象。患者 2 发病初期是典型的 PSS，每年 2～3 次，每次发作持续 1 周，可自行缓解；9 年后因视力明显下降再就诊时发现炎症反应对小梁网损害的积累作用导致了另一种继发性开角型青光眼。关于 PSS 合并虹膜异

色症与 FHI 的鉴别诊断要点，第 6 章已进行了阐述。

2. PSS 合并虹膜异色症的可能机制[2]

PSS 患者出现虹膜异色症是一个特殊的临床表现，目前对其发生机制尚认识不清。鉴于我们所发现的这几例患者均有 10 年以上病程，究其是因为 PSS 反复发作多年的高眼压导致的虹膜继发性改变，还是一个区别于经典的 PSS 的独立疾病，尚待进一步研究。但毫无疑问，我们对伴虹膜异色症的 PSS 患者应比对单纯的 PSS 患者给予更多的关注，治疗可能需更为积极，随访需更为密切，以免贻误病情，导致出现患者 2 那样严重的青光眼性眼底及视功能损害。对伴虹膜异色症的 PSS 患者治疗应降低眼压和控制炎症，发作期应局部点滴或口服糖皮质激素以抗感染治疗，并点用降眼压药物控制眼压；如果眼压持续升高 >1 个月，且药物治疗无效，并出现青光眼性视神经损害时，可考虑行滤过性手术治疗。手术不能预防 PSS 的复发[3, 4]；小梁切除术应在间歇期内进行，以免加重眼部炎症反应，其他手术如引流植入物，必要时可在发作期进行。而对 Fuchs 综合征患者一般无须糖皮质激素治疗，Fuchs 综合征的继发性青光眼绝大多数可用药物控制，因此对患者应首先选择药物治疗，眼压不能控制者可根据患者的具体情况进行不同的抗青光眼手术治疗，伴有并发性白内障者可行白内障手术治疗；与 PSS 不同，对于 Fuchs 综合征继发的青光眼，手术时机选择无特殊要求，据观察，抗青光眼手术不会导致 Fuchs 综合征患者眼部出现明显的炎症反应。鉴于这两种疾病在临床治疗上的区别，故仔细鉴别这两种疾病具有重要的临床意义。

二、PSS 合并缺血性视神经病变

（一）典型病例

患者 3，女性，56 岁，因左眼视力突然下降 2 个月入院。发病初期到门诊检查，结果显示为视力 1.0/0.5（R/L），眼压 17.3mmHg/15mmHg（R/L）。左眼视盘苍白，视野呈下方扇形缺损，荧光素眼底血管造影 (FFA) 显示缺血性视神经病变，右眼的前段、眼底、视野和 FFA 正常，诊断为"左眼缺血性视神经病变"。本次入院后检查结果为视力 1.0/0.15（R/L），眼压 17.3mmHg/50.62mmHg（R/L）。双眼前方深度正常；右眼未见明显异常；左眼角膜轻度水肿，瞳孔下方有数枚中等大小的羊脂状 KP，视盘边界清晰，颜色苍白，C/D 为 0.3，房角窄角为 I～II 级。全身性检查，如 X 线片、心电图及实验室常规检查均正常。右眼视野正常，左眼视野向心性缩小伴下方扇形缺损。诊断为"左眼 PSS 合并缺血性视神经病变"，予以降眼压的药物治疗和营养视神经治疗。出院时左眼眼压 12mmHg，KP 消失，视力 0.2（图 7-3）。

（二）讨论

2003 年 Irak[5] 报道 1 名 PSS 患者合并非动脉炎性前部缺血性视神经病变（non-arteritic anterior ischemic optic neuropathy，NAION）。当供应视盘的睫状后短动脉缺血性病变导致视盘局部供血不足时，可引发 NAION，主要累及视神经的筛板前区。PSS 急性升高

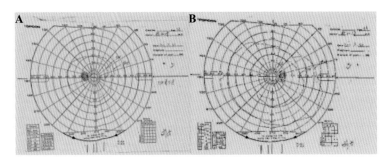

▲ 图 7-3　患者 3 的视野

（左眼 PSS 合并缺血性视神经病变）

A. 左眼视野下方缺损和严重缩小；B. 健侧右眼的视野正常

的眼压可造成视盘血流动力学失衡，引起 NAION。既往研究[6]认为 NAION 是多因素疾病，与糖尿病、高血压等全身性疾病及局部解剖（特别是小视杯）、血流动力学、眼灌注压、高血液黏稠度及内皮素增高等病理生理状态密切相关。特别是近年来随着 OCTA 检查的开展，我们能更加直观地了解 PSS 发作期与间歇期的视盘血流的改变（见第 5 章），也能更好地预防和及时地治疗合并有 NAION 的 PSS。PSS 合并 NAION 的患者经过治疗控制眼压后视力有明显改善，但视野及视神经仍持续受损，因此强调应及时、有效并长期控制和检测患者的眼压。在间歇期使用具有降低眼压和改善视网膜血供双重作用的药物（如酒石酸溴莫尼定滴眼液）等会有所帮助。

据了解，该患者在 2 个月前突然出现视力下降和明显的不适。在外院的检查结果为视野下方扇形缺损、FFA 检查结果等都支持左眼缺血性视神经病变的诊断。2000 年 7 月住院期间的检查结果、对治疗的反应，以及病程都符合 PSS 诊断标准。视神经结构、血管损伤和眼底血流状态都与缺血性视神经病变有关，PSS 发作时眼压突然严重升高可能是诱发因素。因此，对于合并局部缺血性视神经病变或其危险因素的 PSS 患者，每次发作时眼压应尽快有效的控制。

三、PSS 合并原发性视网膜脱离

（一）典型病例

患者 4，男性，28 岁，因右眼眼前出现黑影入院，入院诊断为右眼原发性视网膜脱离。入院 3 天后右眼眼压升高至 29mmHg，出现 5 枚羊脂状 KP，诊断为原发性视网膜脱离合并 PSS。在降眼压药物治疗后，行视网膜脱离手术 (冷凝 + 巩膜外加压 + 环扎术)。术后恢复良好。4 个月后 PSS 复发，5 天后恢复。

（二）讨论

PSS 合并原发性视网膜脱离的发病机制尚不清楚。可能是在视网膜裂孔的形成过程中，由于视网膜 S 抗原在血 – 眼屏障破损后进入玻璃体腔而导致前列腺素（尤其是 PGE）浓度增加，高浓度的 PG 和炎症介质可导致眼压升高，由此诱发 PSS 的发作。

四、PSS 合并白内障

（一）典型病例

患者 5，男性，42 岁，主诉右眼复发性眼胀伴视力下降反复发作 4 年余。首次门诊检查结果为视力 0.08/0.4（R/L）；综合验光为 OD：$-0.75/-1.50 \times 111 \rightarrow 0.3$，OS：$-1.25/-0.50 \times 83 \rightarrow 0.9$；眼压 12mmHg/14mmHg（R/L）。右眼角膜透明，中下部有少量陈旧性色素 KP，瞳孔圆，直径 3mm，虹膜正常，晶状体后囊混浊，C/D 约为 0.4。左眼未见明显异常。

1 个月后因右眼眼胀发作复诊，眼压 46mmHg/16mmHg(R/L)，右眼瞳孔区见 1 个小圆形灰白色 KP，晶状体后囊混浊。诊断为 PSS 合并并发性白内障，收住入院，给予卡替洛尔、酒石酸溴莫尼定滴眼液、甘露醇降低眼压，妥布霉素地塞米松行抗感染治疗，甲钴胺营养神经治疗，5 天后病情缓解出院。之后右眼 PSS 每 1～2 个月发作 1 次，多次住院治疗，每次 PSS 发作的症状消失后即出院(图 7-4)。

（二）讨论

可能的发病机制是眼压反复升高及眼前段炎症引起晶状体营养代谢紊乱。

白内障手术应在炎症消退 3 个月后进行，其余的适应证与常规白内障相同。

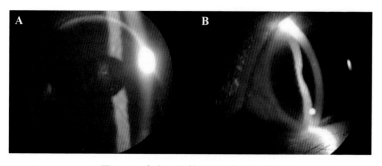

▲ 图 7-4　患者 5 的前段裂隙灯显微镜照片

（右眼 PSS 合并白内障）

A. 光带上显示右眼晶状体后囊混浊；B. 一个典型的羊脂状 KP

（曹丹敏　吕　瑾）

参考文献

[1] 傅培，负洪敏. 伴虹膜异色的青光眼睫状体炎综合征 [J]. 中国实用眼科杂志，2004, 22(3):193–195.

[2] 江文珊，周和政，陈云辉，等. 伴虹膜异色的青光眼睫状体炎综合征与 Fuchs 综合征的鉴别诊断——附 3 例临床报告 [J]. 国际眼科杂志，2009, 9(9):1762–1763.

[3] 翟文娟，郑日忠. 青光眼睫状体炎综合征的临床表现与治疗 [J]. 眼科，2004, 13(3):19–191.

[4] 罗谦，程依琏，杨影. 青光眼睫状体炎综合征 322 例临床分析 [J]. 国际眼科杂志，2009, 9(7):1292–1293.

[5] Irak, I, Katz, Bradley J, et al. Posner–Schlossman Syndrome and Nonarteritic Anterior Ischemic Optic Neuropathy [J]. Journal of Neuro–Ophthalmology, 2003, 23(4), 264–267.

[6] Burde RM. Optic disk risk factors for nonarteritic anterior ischemic optic neuropathy [J]. Am J Ophthalmol, 1993, 116(6):759–764.

第8章 青光眼睫状体炎综合征合并角膜疾病

由于青光眼睫状体炎综合征（PSS）和很多角膜病有着相同的病因或诱因（如病毒感染），主要是巨细胞病毒（CMV）和单纯疱疹病毒(HSV)感染，所以PSS也可合并角膜疾病，特别是病毒性角膜炎。此外，PSS在我国比较常见，可伴发其他的角膜疾病（如角膜营养不良等）。

一、PSS 与病毒性角膜炎

2006 年，Koizumi[1] 等首次报道了由 CMV 引起的角膜内皮炎，作者提出了 CMV 性角膜内皮炎的诊断标准，强调诊断依据应包括房水 PCR 检测有 CMV 感染的证据；临床表现为从局灶性角膜水肿到弥漫性大泡性角膜病变等不同程度的角膜病变，有的患者曾在发生角膜内皮炎之前首先出现过高眼压性眼前节葡萄膜炎，这种高眼压性眼前节葡萄膜炎的临床表现与 PSS 颇为相似。国内也有多项研究 [2, 3] 表明，CMV 在 PSS 的发生中起到重要作用。一项研究表明 [2]，在收集到的所有 PSS 患者中，房水 CMV 的阳性率为 57.7%，这与国外 Chee 等 [4] 报道的阳性率相近。该研究还发现 CMV 阳性组发作眼的内皮细胞数与对侧眼角膜内皮细胞数的差值显著高于 CMV 阴性组，说明在 CMV 感染的 PSS 患者中出现了角膜内皮细胞损伤和丢失，这也提示 PSS 患者有时可能有病毒性角膜内皮炎的发生。还有研究发现 CMV 阳性的 PSS 患者，多数病程较长，发作次数较多，在仅使用激素及降眼压药物局部治疗后，未能得到有效控制，并且反复发作后可并发 CMV 性角膜内皮炎，引起角膜内皮细胞数目的减少和特征性损害。

HSV 最常见的潜伏部位是三叉神经节，有时也潜伏于睫状神经节 [5]，因此在理论上可以推论，被 HSV 感染的同一只眼有时可出现 PSS 的发作，另一段时间却出现 HSV 角膜炎的发病。Ohara 等 [6] 曾在免疫电子显微镜下观察到，病毒顺向转运从三叉神经节细胞轴突传播到角膜，主要停留于上皮层，参与表皮细胞的复制、传播，表现为树枝状角膜炎；当炎症侵及基质层则可导致严重的角膜病变，表现为角膜基质炎；而角膜内皮炎则是病毒复制过程中免疫反应的产物，是一种迟发型变态反应的结果，同时还伴有病毒颗粒释放到房水中。这种病毒颗粒的释放又可引起 PSS。

PSS 可否合并病毒性角膜炎，合并的形式如何（同时发生还是交替发作），诊断治疗有何特殊性等问题，目前均缺乏充分的研究和公认的结论。

在过去十年中，武汉爱尔眼科医院也发现了 6 名 PSS 与病毒性角膜炎交替发作的患者。6 名患者中有 3 名男性和 3 名女性，年龄为21—65 岁。4 名诊断为单眼 PSS 与同侧单眼病毒性角膜炎交替发作，其中 3 名为内皮型（其中 1 名为双眼慢性闭角型青光眼术后发现左眼PSS），1 名为上皮性。在剩余病例中，1 名诊断为单眼 PSS 合并双眼点状上皮型角膜炎，1 名诊断为双眼 PSS 与双眼点状角膜炎交替发作同时合并双眼原发性开角型青光眼（POAG）。患者一般具备如下特点：① PSS 与病毒性角膜炎于同一只眼在不同时间内交替性发病，其中 4名未发现 PSS 与病毒性角膜炎的恢复期残余表现，如角膜后沉着物（KP）残核或角膜内皮斑等，与当时所发疾病的主要体征同时存在的时段，两者发病的时间间隔为 8 天至 3 年；2 名患者出现前一时段所发疾病的残余表现与本次所发疾病主要体征的重贴现象，症状持续3～6 天，均为病毒性角膜炎发病在 PSS 发作消退后不久，此时眼压已恢复正常但 KP 未完全吸收。② 6 名患者 PSS 和病毒性角膜炎均呈间歇性发作，均存在两者消退可以完全停药的间歇期，其中 1 名患者的病毒性角膜炎由初期的内皮型发展为后期的基质型，因治疗不力形成角膜白斑。③病毒性角膜炎在发病期间知觉显著减退。④抗病毒治疗有效，1 名患者因合并 POAG 行双眼滤过性手术；1 名患者因合并闭角型青光眼，先后行青光眼和白内障手术后，又因角膜白斑行穿透性角膜移植术。据此我们认为 PSS 与病毒性角膜炎可在同一患者同一只眼的不同时间内交替发病，两者的发病可能都与疱疹病毒感染有关（表 8-1）。

表8-1 6名PSS与病毒性角膜炎交替发作患者的临床资料

姓名	性别	年龄	眼别	病程	视神经损害	眼别	病程	类型	PSS与HSK间隔时间	PSS与HSK同时存在	角膜知觉	其他合并症	治疗方法与结果
患者1	女	28	R	1年	无	R	1年	内皮型	2周	6天	减退	双眼OH	激素、降压、体外牛黄；治愈
患者2	男	21	L	7年	无	L	1年	内皮型	5个月	3天	减退	无	激素、非甾体抗炎药、降眼压；治愈
患者3	女	35	L	1年	无	OU	5年	上皮型	7周	无	减退	无	激素、降压、抗病毒；治愈
患者4	男	32	L	2年	无	L	1年	上皮型	1年	无	减退	右眼假性OH	激素、降压、抗病毒；治愈
患者5	女	64	OU	2年	早期	R	1年	上皮型	2天	无	双眼减退	双眼POAG	激素、降压、抗病毒；右引流钉、左小梁切除；治愈

（续表）

姓名	性别	年龄	眼别	病程	视神经损害	眼别	病程	类型	PSS与HSK间隔时间	PSS与HSK同时存在	角膜知觉	其他合并症	治疗方法与结果
患者6	男	65	L	4年	无	L	5年	内皮型转为基质型	6个月	无	减退	双眼PACG	①PACC治疗（2008—2009）：右YAG虹膜周切术、左小梁切除；1年后左Phaco+IOL ②PSS治疗（2011—2014）：抗炎、降压、抗病毒；治愈 ③HSK治疗（2014—2015）：初期抗炎、抗病毒，可消退，后期药物治疗效果差，角膜移植术；治愈

典型病例

患者男，72 岁。因双眼慢性闭角型青光眼于 2008 年在武汉爱尔眼科医院行左眼小梁切除术、2009 年 9 月行右眼 YAG 激光虹膜周切治疗，2009 年 12 月行左眼白内障超声乳化＋人工晶体植入术。术后视力眼压理想。

2011 年年初，患者因左眼胀痛伴视物模糊 3 天再次来院就诊，门诊检查发现眼压升高伴数个圆形灰白 KP、房闪（－），虹膜周切孔良好，诊断为左眼青光眼睫状体炎综合征、双眼慢性闭角性青光眼（术后）；对症治疗后痊愈，以后每季度类似发作 1 次，有时未经治疗可自动缓解。

2013 年 10 月 15 日因 PSS 再次发作 5 天入院。专科检查显示，眼压 0.8/0.4（R/L），眼压 11mmHg/14mmHg（R/L）；右眼 7 点位虹膜周切孔通畅，C/D 为 0.3，未见其他异常；左眼角膜透明，色素性颗粒状、脂状 KP（＋＋＋），前房中深，房闪（？），滤过泡低平，虹膜上方周切孔通畅，人工晶体位正，入院诊断：左眼青光眼睫状体炎综合征、双眼慢性闭角型青光眼（术后）。给予抗炎、降压等对症综合治疗，1 周后治愈出院。出院时眼压：18mmHg/10mmHg（R/L），KP 较少，房闪（－）。

2014 年 4 月因左眼"青睫"再次入院，但眼压 19mmHg/12mmHg（R/L），未见典型的灰白色小圆形 KP 且角膜内皮质呈现划痕样改变，角膜知觉显著减退，诊断为左眼角膜内皮眼炎。经全身并局部抗病毒、激素及营养支持等治疗 2 周后治愈出院。眼底造影未见炎性改变。

2014 年 8 月因"左眼角膜内皮炎"再次住院治疗，入院情况：眼压 19mmHg/20mmHg（R/L），左眼球结膜睫状充血，角膜上皮欠平滑，中央及上方弥散点染，水肿明显，内皮皱褶明显，KP（＋），局部及全身抗病毒及激素对症治疗 20 天治愈出院。

2015 年 6 月因左眼角膜内皮炎、左眼角膜薄翳行左眼穿透性角膜移植术。（病程初期相关检查结果见图 8-1；术前术后眼前节照片见图 8-2）

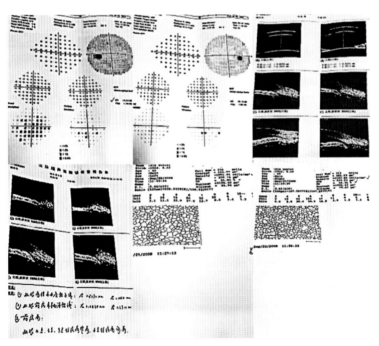

▲ 图 8-1　PACG 合并 PSS，PSS 与角膜内皮炎交替发作患者病程初期的相关检查

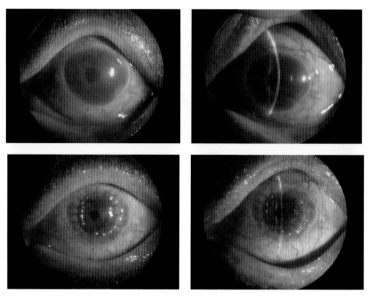

▲ 图 8-2　PACG 合并 PSS，PSS 与角膜内皮炎交替发作患者角膜移植手术前后的眼前节照片

二、PSS 与 Fuchs 角膜内皮营养不良

刘祖国教授团队[7] 于 2015 年曾报道过 1 名 PSS 合并 Fuchs 角膜内皮营养不良的患者。患者为 42 岁男性，因双眼间歇性雾视感伴反复不适 1 年余被诊断为右眼青光眼睫状体炎综合征。病情多次发作，发作时眼压可升高至 40mmHg，裂隙灯显微镜下可见瞳孔区灰色、圆形、中等大小特征性 KP，每次发作后予局部糖皮质激素抗炎及降眼压治疗后不适感缓解，视力改善，眼压恢复正常，KP 吸收，但患者双眼视物模糊感觉未完全消失。PSS 的间歇期内裂隙灯显微镜下

可见双眼瞳孔区中央角膜后表面透明小突起及金箔样反光（图 8-3）；双眼内皮镜显示右眼细胞密度 1639.6/mm²，六角形细胞占 53%，左眼细胞密度 1590.4/mm²，六角形细胞密度占 47%。共聚焦显微镜可见内皮细胞间存在暗区，暗区中央有一高亮点，为典型赘疣表现，少数内皮细胞形态尚未破坏（图 8-4）。临床诊断为 PSS 合并 Fuchs

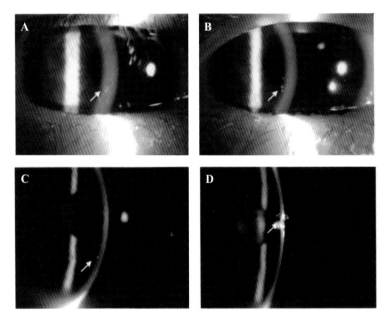

▲ 图 8-3　青光眼睫状体炎综合征合并 Fuchs 角膜内皮营养不良患者的眼前节照片

A. 示右眼，25 倍镜下可见颞侧瞳孔区下方角膜内皮后附着 3 个中等大小、圆形、灰白色 KP（白箭）；B. 示左眼，25 倍镜下可见鼻侧瞳孔区下方角膜内皮后附着 3 个中等大小、圆形、灰白色 KP（白箭）；C. 示右眼，40 倍镜下可见瞳孔区中下方角膜内皮后附着 2 个微小、透明的小突起，以及中央角膜轻微混浊（白箭）；D. 示左眼，40 倍镜下可见瞳孔区中央角膜内皮呈金箔样反光（白箭）

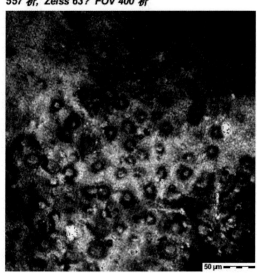

Section (125) #0, 2021-5-13, OD
557 扮, Zeiss 63? FOV 400 扮

50 μm

▲ 图 8-4　PSS 合并 Fuchs 角膜内皮营养不良患者的共聚焦显微镜照片

角膜内皮营养不良。

　　Fuchs 角膜内皮营养不良是一种常染色体显性遗传性少见疾病，早期角膜内皮细胞缓慢地由中央向周边进行性地形成滴状赘疣（guttata）。当其增大突出时，角膜内皮细胞被挤出并脱落，由邻近内皮细胞扩展替代。角膜内皮细胞数目日渐减少，密度降低，六角形细胞百分比下降，细胞形态变异，导致原发性角膜失代偿，最终产生大泡性角膜病变[8]。典型赘疣在共聚焦显微镜下表现为内皮细胞间存在暗区，暗区中有一个高亮圆点或圆形斑块，邻近赘疣可相互融合，呈大片不规则形态的暗区和中央高亮区[9, 10]。该患者右眼不适

反复发作，伴眼压升高至 40mmHg，裂隙灯显微镜下可见瞳孔区灰色、圆形、中等大小特征性 KP，经激素合并降眼压治疗，KP 基本消失，眼压恢复正常，符合青睫综合征诊断。在患者经治疗眼压恢复正常的情况下，仍主诉有视物模糊的感觉。而且双眼瞳孔区中央角膜后表面透明小突起及金箔样反光仍然无改变，角膜内皮镜检查显示双眼角膜内皮镜下内皮细胞密度下降，六角形细胞百分比降低，此次就诊及后续复查角膜共聚焦显微镜检查可见特征性滴状赘疣。符合 Fuchs 角膜内皮营养不良的诊断。

这两种眼病虽然从发病机制上并无明显相关性，猜测两者合并存在的可能原因是此两种疾病均对角膜内皮细胞有影响，因而可能会互相影响，促进病程发展[11-13]。

在临床上，由于两者角膜内皮的体征表现相似，当合并时，Fuchs 角膜内皮营养不良的特征性滴状赘疣，在裂隙灯显微镜下与 KP 形态类似，加之 Fuchs 角膜内皮营养不良发病率较低，因而容易漏诊。如发生漏诊，临床医生可能为消除 "KP" 而长期使用激素抗感染治疗，结果可能导致激素相关的并发症发生。此患者提醒我们，对于青睫综合征患者应用激素治疗，眼压恢复正常，但角膜后 KP 长期不能完全消失且长期感觉视物模糊的患者，需要警惕可能同时存在的 Fuchs 角膜内皮营养不良；这时必须及时进行角膜内皮镜检查及共聚焦显微镜检查，以明确是否合并 Fuchs 角膜内皮营养不良。

综合所述，PSS 可以合并以上的角膜疾病，所以在临床上需要认真仔细的检查与鉴别诊断，并需要长期的随访，避免漏诊误诊。

（周和政　孙　重）

参考文献

[1] Koizumi N, Yamasaki K, Kawasaki S, et a1.Cytomegalovirus in aqueous humor from an eye with comeM endotheliitis[J].Am J Ophthalmol, 2006, 141(3):564–565.

[2] 许欢, 翟如仪, 孔祥梅, 等. 青光眼睫状体炎综合征患者房水病毒情况分析 [J]. 中国眼耳鼻喉杂志, 2018, 18(1):18–21.

[3] 陈文杰, 赵军, 祝天辉, 等. 青光眼睫状体炎综合征患者 5 种常见病原微生物相关血清抗体的测定及分析 [J]. 中华实验眼科杂志, 2017, 35(12):1115–1119.

[4] Chee SP, Jap A. Presumed fuchs heterochromic iridocyclitis and Posner–Schlossman syndrome: comparison of cytomegalovirus–positive and negative eyes [J]. Am J Ophthalmol, 2008, 146(6):883–889.

[5] Al–Dujaili LJ, Clerkin PP, Clement C, et al. Ocular herpes simplex virus: How are latency, reactivation, recurrent disease and therapy interrelated [J]. Future Microbiol, 2011, 6(8):877–907.

[6] Ohara PT, Chin MS, La–Vail JH.The spread of herpes simplex virus type 1 from trigeminal neurons to the murine cornea: an immunoelectron microscopy study [J]. J Virol, 2000, 74(10):4776–4786.

[7] 杨舒, 成喆, 王燊, 等. 青光眼 – 睫状体炎综合征合并 Fuchs 角膜内皮营养不良一例 [J]. 中华眼科杂志, 2015, 51(11):855–856.

[8] Elhalis H, Azizi B, Jurkunas UV. Fuchs endothelial corneal dystrophy[J]. Ocul Surf, 2010, 8(4): 173–184.

[9] Chiou AG, Kaufman SC, Beuerman RW, et al. Confocal microscopy in cornea guttata and Fuchs' endothelial dystrophy[J]. Br J Ophthalmol, 1999, 83(2):185–189.

[10] 徐建江, 乐琦骅. 眼表活体共聚焦显微镜 [M]// 孙兴怀. 眼科新技术应用丛书. 上海：复旦大学出版社, 2009:141–145.

[11] Setala K, Vannas A. Endothelial cells in the glaucomatocyclitic crisis[J]. Adv Ophthalmol, 1978, 36:218–224.

[12] Pillai CT, Dua HS, Azuara–Blanco A, et al. Evaluation of corneal endothelium and keratic precipitates by specular microscopy in anterior uveitis[J]. Br J Ophthalmol, 2000, 84 (12):1367–1371.

[13] Mocan MC, Kadayifcilar S, Irkeç M. In vivo confocal microscopic evaluation of keratic precipitates and endothelial morphology in Fuchs' uveitis syndrome[J]. Eye (Lond), 2012, 26(1):119–125.

第9章 PSS的青光眼性
视神经损害及预后

在过去的二十年中，尽管有关于青光眼睫状体炎综合征（PSS）的青光眼性视神经损害的报道，但我们很少看到针对损害的发生率、严重程度和可能相关因素的系统研究，对 PSS 的预后也缺乏评估依据。为此，我们进行了以下较长时期、较大规模的临床观察，现简要介绍如下。

一、PSS 患者视野损害的发生率和严重程度

目的：探讨 PSS 患者视野损害的发生率及严重程度。

方法：用 Goldmann 或 Humphrey 750 型视野计完成 145 名 PSS 患者的视野检测，随访 5～15 年，同时观察 166 名 POAG 患者的视野（作为对照）[1]。统计 PSS 与 POAG 的视野损害发生率及分期。

结果：PSS 和 POAG 的视野损害发生率分别为 35.43% 和 93.42%（$P<0.001$），PSS 患者的视野损害 72.11% 为早期或可疑期，POAG 患者中 78.92% 为中晚期（$P<0.001$），10% 的 PSS 患者出现中晚期视野损伤，2 名完全失明，1 名最后发展为大泡性角膜病变（图 9–1）。

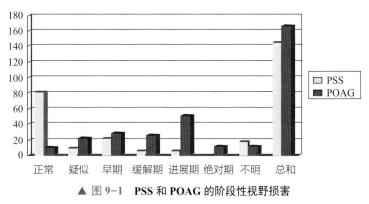

▲ 图 9–1　**PSS 和 POAG 的阶段性视野损害**

PSS. 青光眼睫状体炎综合征；POAG. 原发性开角型青光眼

结论：虽然 PSS 的视野损害远较 POAG 少而轻，且较多起于周边（尤其与 NTG 相比[2]，图 9–2），但 PSS 预后不可过于乐观，长期反复发作亦可导致与 POAG 一样的最终结局，因此，及时有效的治疗必不可少。

二、PSS 患者视野损害的相关因素[1]

目的：探讨 PSS 视野损害的相关因素。

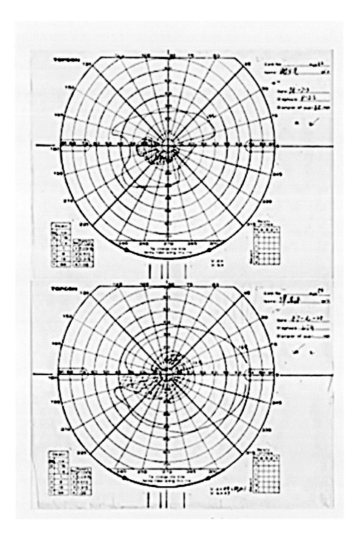

▲ 图 9-2　PSS 和 NTG 患者的视野示意

方法：将 145 名 PSS 患者按是否有视神经损伤分为两组，对相关因素进行比较。相关因素包括：①一般因素，如性别、眼别、年龄、病程；②眼压，如发作期平均眼压、间歇期平均眼压、部分患者间歇期 24h 眼压测定、眼压交叉现象。

结果：①与无视野损伤组的 PSS 患者相比，有视野损伤组的 PSS 患者年龄较大，病程较长，但发作期的 IOP 平均值无显著差异。②累及双眼的 PSS 患者视野受损的风险要高得多。大多数报道的 PSS 患者都是单眼病变，但后来陆续有一些双眼受累患者的报道。在我们的研究中，35 名有明确视野缺损的 PSS 患者中，15 名为双眼视野缺损患者，在 82 名无损伤的患者中，只有 1 名为双眼视野缺损。关于单眼 PSS 与双眼 PSS 之间的发病机制是否不同，还需要更深入的探讨。③眼压表现：尽管两组 PSS 在发作期间的平均眼压值没有太大不同，但较视野未出现损伤的 PSS 组而言，视野损伤组在间歇期的平均眼压水平较高，昼夜眼压波动异常或缺乏明显的眼压交叉现象者较多。这些数据表明，视野损伤组 PSS 患者的眼压调节能力不足，交叉现象的丢失意味着除 PSS 外，尚有其他影响眼压的因素。

结论：PSS 发作期升高的眼压对视神经的损伤作用可以累加；有青光眼性视神经损害的 PSS 患者的年龄较大、病程较长、双眼发病者较多，间歇期的平均眼压水平较高，昼夜眼压波动异常或缺乏明显的眼压交叉现象者较多。

三、PSS 发生青光眼性视神经损害的比例及相关因素的 Meta 分析 [3]

目的：系统分析国内外文献关于 PSS 发生青光眼性视神经损害的比例及相关因素。

方法：计算机检索 Pubmed 数据库、万方数据库、中国知网数据库（CNKI）并结合文献追溯的方法，收集国内、外发表的有关 PSS 发生青光眼性视神经损害比例及相关因素的研究文献。使用 Stata 15.1 软件，选择发生率、性别、年龄、单 / 双眼别、病程、发作时眼压等指标进行 Meta 分析（图 9-3）。二分类变量采用优势比（odds risk，OR）作为效应量。连续型变量采用平均差（mean difference，MD）作为效应量，以各效应量及其 95% 置信区间（confidence interval，CI）表示结果。若各原始研究间存在异质性，则使用随机效应模型；反之，则使用固定效应模型。

结果：共纳入 13 篇文献，PSS 发生青光眼性视神经损害的发生率为 0.251（95%CI 0.175～0.327），其中 3 篇符合相关因素分析，结果显示年龄、病程在发生 / 未发生青光眼性视神经损害的 PSS 患者中有统计学差别（$P=0.000$，$P=0.000$），性别、单 / 双眼别和发作期眼压在两组中无统计学差别（$P=0.468$，$P=0.053$，$P=0.065$）。

结论：PSS 会发生青光眼性视神经损害，年龄大、病程长的 PSS 患者更容易发生青光眼性视神经损害。因此，必须早期诊断并规范治疗，同时严密观察。

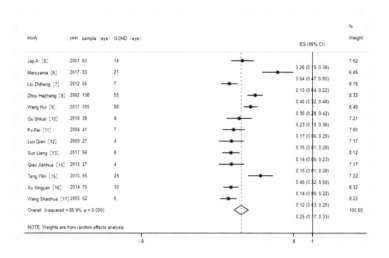

▲ 图 9-3 **PSS 患者发生视神经损伤的发生率的 Meta 分析**

四、预后

　　早年认为 PSS 预后良好，没有典型的青光眼性视神经损害与视野
缺损；近年来许多作者的研究证实部分 PSS 患者遭受了类似原发性青
光眼患者的青光眼性视神经损害。与我们的研究结论相似，唐义林[4]
等观察 42 名 PSS 患者的视野损害情况，发现双眼受累、病程较长、
房角较窄的患者视野损害发生率更高。然而，很多问题仍然不能确
定，首先是 PSS 患者中青光眼性视神经损害的发生率和损害程度的
相关因素，如单眼或双眼、发病年龄、眼压和 KP 的详细特征；更重
要的是 PSS 患者的青光眼性视神经损害发生的临床途径。如果不能把
这些问题研究透彻，势必导致以下两个方面的不良后果：①误诊或漏

诊，如将 PSS 患者误诊为原发性青光眼而进行不正确的治疗，或者对 PSS 合并的原发性青光眼未能作出及时正确的诊断而丧失了最佳治疗时机，最终导致严重的视功能损害[5]；②对 PSS 的预后评估过于乐观，对 PSS 导致青光眼性视神经损害的发生率及其相关影响因素，特别是这种损害发生的临床途径缺乏研究，导致早期治疗不力，不少 PSS 患者发生了严重的青光眼性视神经损害甚至完全失明。

第 10 章将对 PSS 患者中青光眼性视神经损害发生的可能临床途径，以及各种不同途径导致损害患者的临床甄别和治疗原则进行专题探讨。

(郭化芳　吕湘云)

参考文献

[1] 周和政, 杜元洪, 宋艳萍, 等. 青光眼睫状体炎综合征视野损害的相关因素 [J]. 中国实用眼科杂志, 2002, 10(20):768-769.

[2] 周和政, 宋艳萍, 王光洁, 等. 高低眼压性青光眼的视野损害比较 [J]. 华南国防医学杂志, 2000, 14(4):12-15.

[3] Huafang Guo, Wenqiang Zhang, Qian Ye.A Meta-analysis of the rate and related factors of glaucomatous optic nerve damage in patients with Glaucomatocyclitic Crisis[J]. Int Ophthalmol, 2020, 40(11):3145-3153.

[4] 唐义林. 青光眼睫状体炎综合征视野损害的临床分析 [J]. 国际眼科杂志, 2010, 10(6):1204-1205.

[5] 张爱慧. 青睫综合征误诊误治 12 例 [J]. 中国眼耳鼻喉科杂志, 2009, 9(3):187.

第 10 章 PSS 患者视神经损害发生的临床途径

早期，青光眼睫状体炎综合征（PSS）被认为是一种自限性疾病，具有良好的预后。近年来，不少作者证实部分 PSS 患者发生了与原发性青光眼相似的青光眼性视神经损害，严重者可导致失明[1-19]；虽有对这种损害发生的具体病因机制或临床路径的探讨，但目前还缺乏系统性的研究与总结。正确认识导致 PSS 患者发生青光眼性视神经损害的病因分型（又称为临床路径），特别是各个亚型的临床特点、判别方法和治疗策略，对患者的临床诊治具有十分重要的意义。本章内容基于既往的研究报道结合对患者持续 20 年的观察而获得的临床经验与体会，以典型病例讨论的形式，与大家分享 PSS 青光眼性视神经损害的病因与分型，各自类型的临床表现、鉴别要点和治疗原则。

一、PSS 患者青光眼性视神经损害的体征和认定标准

　　PSS 患者视神经损害的临床表现和原发性开角型青光眼患者的视神经损害基本相同。主要表现为视神经萎缩（凹陷性）、视网膜神经纤维层的缺失和神经纤维束性视野缺损。其诊断也是通过综合直接的眼底检查、无赤光眼底照片、OCT 和视野检查，以及视觉诱发电位（visual evoked potential，VEP）检查的结果进行分析判断。其中最主要的认定标准为可重复的青光眼性视野损害和视盘与视神经纤维层的损害表现，且功能与结构的损害存在良好的对应关系（图 10-1）。

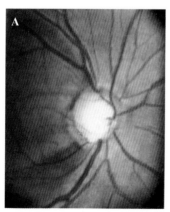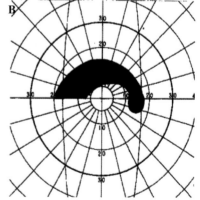

▲ 图 10-1　青光眼性视神经损害眼底病变与视野缺损的良好对应

A. 患者右眼的眼底照片。可见视杯向下扩大，下方盘缘极窄并切迹，颞下方视网膜神经纤维层缺损；B. 视野检查结果，表现为上方弓形暗点

　　参照青光眼性视神经损害的分级，我们也可以将 PSS 患者的视野损害根据严重程度分为 5 级 [20, 21] 分期标准见表 10-1。

表 10-1　青光眼性视野损害的分期标准 [20, 21]

无缺损	• 静态视野：灵敏度降低 5dB 以上≤2 暗点，无灵敏度降低>10dB 的暗点 • 动态视野：无鼻侧阶梯，<10° 的颞侧视野缺损和明显的视野缩小，但是屈光间质性病变，以及视网膜病变除外
早期损害	• 旁中央暗点，鼻侧阶梯状暗点，与生理盲点不相连的弓形暗点
中期损害	• 与生理盲点相连的弓形暗点，鼻侧偏盲，环形暗点，视野缩小>30°
晚期损害	• 管状和（或）岛状视野
绝对期	• 无光感

二、青光眼性视神经损害的发生率与分期

　　PSS 患者发生青光眼性视神经损害的概率为 10%～40%[1, 3, 5, 8-12]，与患者的依从性和随诊周期有明显关系。周和政等 [1] 分析了 145 名 PSS 患者随访 5～15 年的视野检测结果，PSS 患者的视野损害发生率为 35.43%，其中 72.11% 为早期或可疑期视野损伤，10% 为中晚期视野损伤，2 名完全失明，1 名最后发展为大泡性角膜病变。最近，作者进一步回顾了 208 名 PSS 患者随访 20 年的结果，该患者群体的年龄为 9—71 岁，平均为（39.56±12.80）岁，平均病程持续（7.02±6.75）年。在 208 名患者中，有 190 名资料齐全，其中 71 名

（37.3%）发生了视神经损害，12 名（6.3%）为可疑性视神经损害，59 名（31.0%）为肯定性视神经损害（表 10-2，图 10-2）。

表 10-2　59 名有青光眼性视神经损害的 PSS 患者的视野损害分期

	早期	中期	晚期	绝对期	总计
患者数量	35	11	11	2	59
百分比	59.3%	18.6%	18.6%	3.3%	100%

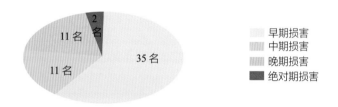

▲ 图 10-2　59 名有青光眼性视神经损害的 PSS 患者的视野损害分期

三、PSS 患者青光眼性视神经损害发生的临床途径

如前文所述，关于 PSS 患者发生青光眼性视神经损害的临床途径，或者病因分型的研究较少。起初，多数专家认为 PSS 的视神经损害是由反复发作的高眼压积累效应而导致。然而，很少有翔实的资料能确切地证实这一观点。PSS 合并原发性开角型青光眼（POAG）的患者在早年的报道较多 [7, 13, 14]，PSS 合并原发性闭角型青光眼（PACG）于 20 世纪末开始在国内偶见个例报道 [3]，作者团队于 2004 年对此进行了专题报告 [5]，以后相继有一些患者报道 [4, 15, 16]。其他类

型尚未见专题报告。杨宜家[3]报道了50名患青光眼睫状体炎综合征的门诊患者，随诊1～24年，40名有典型临床表现，4名在发展过程中出现青光眼视盘凹陷和（或）视野缺损，5名合并原发性开角型，1名出现急性闭角型青光眼。在我们的临床观察中发现，PSS的反复发作性炎症可对小梁网造成损伤，这种损伤效应积累到一定程度后，可因房水流出障碍而导致继发性开角型青光眼。我们收集到的患者资料显示以上4种可能性都存在，现选取典型病例展示如下。

（一）典型病例

1. A 型（单纯 PSS 反复发作的高眼压积累效应导致的视神经损害）

患者1：女性，52岁，6年前在外院被诊断为左眼PSS。在疾病初期，每年发作1～2次，每次发作3～7天后自然缓解。

首次就诊查体结果显示，视力1.0（OU），眼压19.7mmHg/12mmHg（R/L），双眼前房深度不浅，虹膜颜色对称，KP（－）。眼底检查结果，C/D为0.3/0.6（R/L），无其他异常。诊断为左眼继发性青光眼。停用各种药物10天后，间歇期行双眼24h眼压测量，结果为14～18mmHg/12～14mmHg（R/L）。角膜厚度为584μm/575μm（R/L）。诊断为"左眼青光眼睫状体炎综合征"。

此后发作频率逐渐增加，持续时间逐渐延长。4年后左眼虹膜出现了典型的"雨打沙滩"样改变（图10-3），同时，还有2个灰白色的圆形中等大小羊脂状KP。更新诊断为"左眼青光眼睫状体炎综合

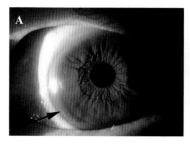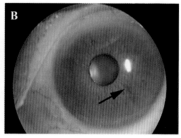

▲ 图 10-3　A 型患者 1 的虹膜照片

A. 右眼即正常眼；B. 左眼即受累眼。左眼与右眼相比，虹膜颜色显著较淡，质地显著疏松

征伴虹膜异色症"。发作频率上升为每月 1~2 次，发作时眼压可达 40mmHg。视神经损害加重，视野缺损严重，但是右眼始终正常，没有任何青光眼表现。患者左眼在我院行青光眼引流阀植入术。术后眼压 19mmHg/6mmHg（R/L），视力：双眼均为 1.0（小孔）；术后 2 年内 PSS 未再发作（图 10-4）。

　　患者 2：男性，70 岁，患者病程达 25 年，开始时表现左眼间歇性疼痛和视物模糊，每月 1~2 次，持续 3~5 天，可自行缓解。症状和频率逐年加重。因为患者每次均能自行缓解，所以未能在每次发作时及时就诊；且辗转于不同医院，治疗不规律。10 年前在许多医院被诊断为"青光眼睫状体炎危象"，1 年前完全失明。即使失明后左眼也没有表现出原发性青光眼绝对期持续性眼压增高的特点，而是依然表现为间歇性发作并能自行缓解的特点。发病时左眼压可达 50mmHg 以上。角膜水肿，圆形羊脂状 KP 数枚。房角宽度 N1~N3，出现部分小的局限性粘连。患者右眼始终正常。

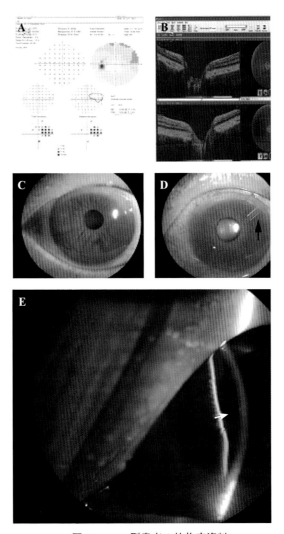

▲ 图 10-4　A 型患者 1 的临床资料

A 和 B. 患者的视野和光学相干断层成像的检查结果，显示患眼典型的青光眼性视神经损害；C 和 D. 正常的右眼和受累的左眼的眼前段照片，与右眼相比，左眼虹膜的颜色显著较淡，质地显著疏松，黑箭所指为前房内的引流管；E. 患眼发作时的眼前段照片，黑箭所指为新鲜的 KP

2. B 型（PSS 的反复发作性炎症损伤小梁网而导致的继发性开角型青光眼）

患者男性，48 岁，21 年前在外院被诊断为左眼青光眼睫状体炎综合征(PSS)。左眼始发间歇型视物模糊伴轻微胀痛，每年发作 3～5 次，每次持续 3～7 天，眼压可升高至 40～60mmHg，角膜出现 3～10 个圆形灰白色小 KP，发作时检查视力轻微下降，但病情可自动缓解。缓解后眼压完全正常，视力也得以恢复；3 年后左眼逐渐出现缓解期，眼压不能将至正常，并出现不可逆的视力下降，5 年后左眼眼压长期波动于 32～48mmHg，视力进行性下降。右眼眼压及其他相关检查始终正常。

该患者考虑为左眼青光眼睫状体炎综合征长期反复发作的炎症反应造成了小梁网的损害，导致了继发性青光眼，造成了严重的青光眼性视神经损害且进展迅速。为阻止病情进一步发展，我们在患者发病后 6 年，在 PSS 发作的间歇期内行左眼小梁切除术。术后左眼 PSS 仍有发作但发作频度明显降低。左眼眼压在间歇期为 10～12mmHg，发作时为 20～31mmHg；右眼各项检查正常（图 10-5 ）。

3. C 型（PSS 合并 POAG ）

患者 1：女性，36 岁，主诉左眼不适，视物模糊 1 年余，10 天前在其他医院诊断为双眼 POAG。当时临床资料显示眼压为 16mmHg/42mmHg（ R/L ），双眼 KP(-)，双眼使用布林佐胺和酒石酸溴莫尼定滴眼液，左眼加用曲伏前列素滴眼液。1 周后右眼眼压不降

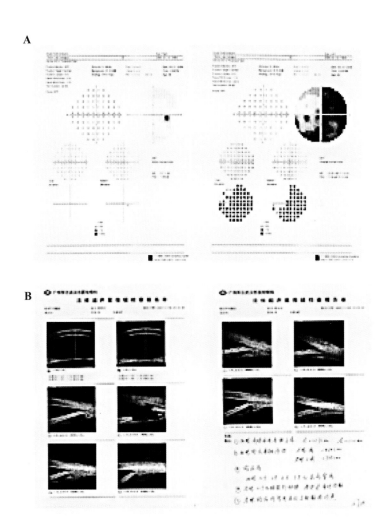

▲ 图 10-5　炎症损害小梁网 +PSS 导致视神经损害患者的临床资料

A. 视野检查结果右眼正常视野，左眼视野为进展期缺损；B. UBM 检查结果右眼正常，左眼可见巩膜瓣、小梁切除及虹膜周边切除等术后表现

反升，达 36mmHg，左眼眼压降至 17mmHg。改为双眼曲伏前列素、酒石酸溴莫尼定、布林佐胺治疗。

入院体检结果显示，右眼矫正视力 1.0，左眼矫正视力 0.05，双眼眼压均为 17mmHg。无结膜充血及角膜水肿，双眼视盘颜色变淡，视杯明显扩大，右眼杯盘比为 0.8，左眼杯盘比为 0.9。双眼重度青光眼性视野损害；VEP 潜伏期延长、振幅下降；超声生物显微镜检查房角显示双眼各方向房角开放。被诊断为双眼 POAG，先后用曲伏前列素、酒石酸溴莫尼定、布林佐胺治疗，眼压控制不佳。因此，对左眼进行小梁切除术。术后 2 周滤泡纤维化，眼压升高。通过 3 次 5-氟尿嘧啶针刺分离和眼球按摩，眼压控制为 12～14mmHg。右眼继续抗青光眼药物治疗，眼压控制在 12～14mmHg 后出院。

4 个月后，患者再发眼痛和视物模糊，体检发现右眼出现 5 枚小圆形灰白 KP，眼压增加至 19mmHg。1 周后，KP 淡化，眼压下降至 12mmHg。1 个月后，KP 再次出现，右眼眼压升高至 37mmHg，抗炎联合降眼压治疗 1 周后，眼压下降至 12mmHg。至此可诊断为双眼 POAG 合并右眼 PSS。2 个月后右侧 PSS 再次发作，眼压升高至 44mmHg；视野损伤明显加剧，行右眼引流阀植入术。术后 2 个月，由于引流阀被包裹，眼压上升至 22mmHg。通过分离和眼球按摩，将眼压控制在 20mmHg。间歇期加入盐酸卡替洛尔，眼压控制良好，但 PSS 发作频繁，发作时眼压失控。再次住院接受右眼非穿透性抗青光眼手术。术后 1 个月眼压控制良好，双眼眼压为 10mmHg。术后 2 个月，右眼再次发生 PSS，眼压上升至

20mmHg。发作 1 周后消退，之后眼压一直保持在 14mmHg 以下（图 10-6 ）。

患者 2：女性，60 岁，因右眼间断发作胀痛，视物模糊逐渐加重 6 年，在其他医院诊断为 POAG。左眼也有同样的症状，但比右眼稍轻。入院检查视力为 0.4/0.2（R/L）；眼压 50mmHg/17mmHg（R/L）；前房角各方向 N1～N2；视杯凹陷增大。诊断为 POAG，行氩激光小梁成形术。出院后右眼经常复发。1 年后，右眼再次复发，有 3 枚 KP，呈圆形灰白色羊脂状，左眼可见一陈旧性的角膜后沉着物。经过一系列相关检查，如视敏度、眼压、眼底、视野、房角镜检查，诊断为双眼 PSS。

7 年后，由于近年来同样的症状频繁出现，视力越来越差，患者再次来院就诊。每次发病表现为双眼高眼压伴双眼 KP 或双眼高眼压伴单眼 KP。本次访视临床资料显示视力为 0.2/0.15（R/L）；右眼无明显 KP，左眼有羊脂状 KP；C/D 为 0.9；眼压 28mmHg/31mmHg（R/L）；在过去的几年里，视野逐渐缩小；间歇期 24h 眼压测量，结果为 21～35mmHg/23～36mmHg（R/L）。因此，最后诊断为双眼 PSS 合并 POAG。长期给予 2% 盐酸卡替洛尔、酒石酸溴莫尼定等降眼压药物，PSS 发作时加用抗炎药物并加强降眼压治疗，近年来视力及视野稳定（图 10-7）。

4. D 型（PSS 合并 PACG）

患者 1：男性，65 岁，2000 年因"右眼胀痛不适"在我院诊断为"右眼青光眼睫状体炎综合征"。2007 年 10 月因"双眼胀不适"

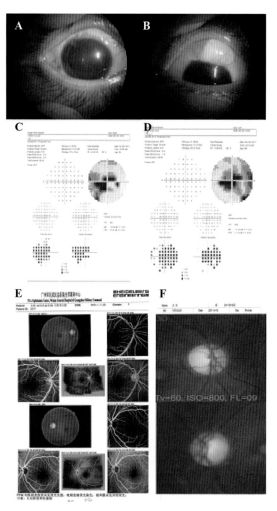

▲ 图 10-6　右眼 PSS 合并双眼原发性开角型青光眼导致视神经损伤患者 1 的临床资料

A 和 B. 双眼眼前节照片，右眼为 Ahmed 引流阀植入术后，左眼为小梁切除术后；C 和 D. 双眼的视野图，双眼均为典型的青光眼性视野损害；E. 双眼的眼底血管造影图片，显示除了视神经萎缩之外无其他眼底血管病变；F. 双眼的眼底照片，显示左右眼视杯均扩大且双眼视杯大小呈现非对称性改变

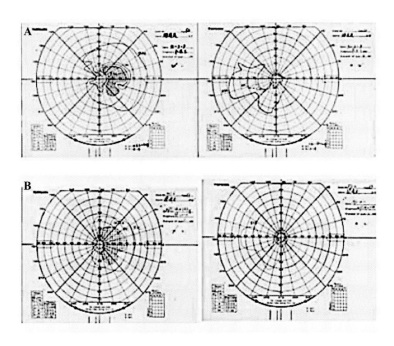

▲ 图 10-7 双眼 PSS 合并双眼 POAG 患者的视野观察

A. 1991 年的检查结果; B. 1998 年的检查结果。结果提示坚持药物治疗后, 双眼视野损害无明显进展

在外院诊断为"双眼急性闭角型青光眼", 治疗缓解后转入我院。检查发现右眼羊脂状 KP 残核, 结合病史、眼压、眼底、视野、房角等检查结果诊断为"右眼 PSS 合并双眼 PACG"。当即收入院治疗, 右眼行"青光眼滤过术", 左眼行"虹膜激光根切术"。

术后 6 个月, 双眼眼压稳定, 之后右眼 PSS 再次发作。PSS 发作表现为典型的 KP, 前房角开放和眼压轻度升高 (图 10-8)。

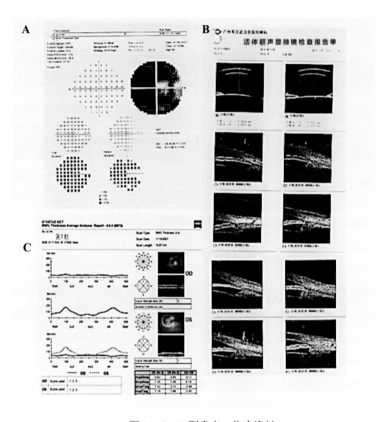

▲ 图 10-8　D 型患者 1 临床资料

A 和 B. 视野和 OCT 检查结果，视野显示为晚期青光眼损害，OCT 也显示严重的视网膜神经纤维层缺损；C. UBM 检查结果，显示双眼浅前房，前房角大部为闭角

　　患者 2：女性，58 岁，因双眼间歇性胀痛、雾视反复发作 14 年来我院就诊。此前因"双眼慢性闭角型青光眼"在外院行双眼"YAG激光周边虹膜切除术"。右眼激光术后再没有发作的表现，但左眼仍有间歇性胀痛、雾视的反复发作。病历资料显示，激光治疗后的初

期，左眼每次病情发作时，眼压升高和 KP 几乎同时出现；间歇期内眼压正常。两年前开始，左眼间歇期内的眼压持续渐进性升高，不能停用降眼压药物。我院初诊时的检查结果，视力为 1.0/0.4（R/L）；眼压为 14mmHg/46mmHg（R/L）；左眼角膜后见 2 枚羊脂状 KP，无前房闪辉及细胞；双眼前房浅、房角窄并数处小的粘连；双眼虹膜表面可见数处激光治疗的痕迹，右眼唯一一个穿透的激光切孔被纤维机化膜遮蔽；眼底视盘杯盘比为 0.4/0.8（R/L）。据此诊断为"左眼青光眼睫状体眼综合征，双眼慢性闭角型青光眼"。右眼当即行补充性的"YAG 激光周边虹膜切除术"，此后右眼眼压在每天 2 次 2% 盐酸卡替洛尔滴眼液的辅助治疗下一直控制良好。左眼在稳定期接受了左眼小梁切除术；术后左眼眼压稳定在 14mmHg 后出院。6 周后，患者左眼 PSS 再次发作，眼压升高到 32mmHg，持续 1 周；此后每年发作 1～2 次，发作时最高眼压 25mmHg。间歇期眼压维持在 15mmHg，但间歇期 24h 眼压曲线显示患者左、右眼的眼压波动分别为 15～24mmHg 和 13～20mmHg；左眼出现了虹膜异色症。给予的治疗方案为左眼 PSS 间歇期内双眼用 2% 盐酸卡替洛尔滴眼液，每日 2 次；左眼 PSS 发作时加用 2% 酒石酸溴莫尼定滴眼液，每日 3 次，并短暂使用氯替泼诺混悬滴眼液。这 3 年内双眼眼压维持在 <15mmHg，视野保持稳定。

最近两年，左眼出现多次眼压高达 40mmHg 的 PSS 发作，视野损害进展明显，虹膜"雨打沙滩"样外观越来越明显。给予左眼第一次手术的位置附近进行了另一次小梁切除术，并在术毕前分离原有滤过泡使新旧两个滤过泡（原始滤过泡和新制造的滤过泡）融合为一体。术后恢复顺利，出院时眼压为 12mmHg；本次小梁切除术后，左眼 PSS 未再发作，眼压保持稳定（图 10-9）。

（二）PSS 患者青光眼性视神经损害发生的临床途径判别方法

虽然我们收集到患者已经证实 PSS 患者青光眼性视神经损害发生的临床途径至少有以上 4 条，但在临床工作中如何去辨识呢？为此，我们收集了近 15 年来在我院就诊的 PSS 患者的临床资料。纳入标准，即基本符合 Posner 和 Schlossman 所描述 PSS 的主要临床特征，但不除外双眼发病及存在青光眼性视神经损害的患者。纳入观察的 PSS 患者共 208 名，年龄为 9—71 岁，平均为（39.56 ± 12.80）岁，平均病程为（7.02 ± 6.75）年。首次就诊必须观察记录的项目包括病史、视力、发作期和间歇期眼压、前房深度，或者必要时 UBM、无用药情况下的 24h 眼压曲线、眼底镜检查、OCT，此外，部分患者在发作期还需查 FFA 等。定期复查时必须观察记录的项目包括视力、眼压、前房深度，或者必要时 UBM、眼底镜检查、OCT、视野等。

依据相关文献和既往的研究发现（见第 3～9 章），特别是对典型病例的剖析经验，我们提出了以下判定 PSS 患者中青光眼性视神经损害发生的临床途径（病因分型）的思路和方法，对全部具有肯定的青光眼性视神经损害的患者，依据初诊时年龄、青光眼家族史、

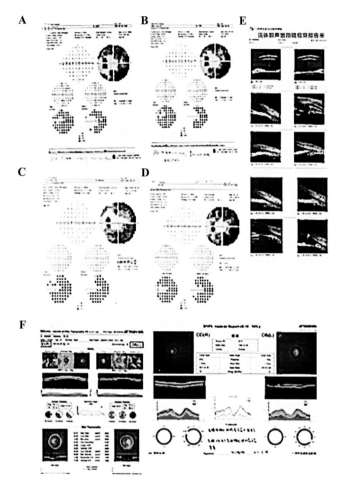

▲ 图 10-9　**D 型患者 2（左眼 PSS 合并双眼慢性闭角型青光眼）的临床资料**
A 至 D. 右眼和左眼术前和术后 4 年的视野检查结果，显示视野变差；E. 右眼和
左眼手术前后的 UBM 检查结果，显示右眼的虹膜周切口和左眼小梁切除术后表
现；F. 右眼和左眼的 OCT 检查结果，显示左眼视网膜神经纤维层严重缺损

单眼或双眼发病特别是病程初期与后期的典型 PSS 发作表现、患眼与对侧眼发作期与间歇期的眼压、眼压交叉现象、间歇期的 24h 眼压曲线、前房深度和前房角，对每位患者的临床资料进行综合、动态的分析，然后采用表 10-3 所示的分类方法对每位患者的青光眼性视神经损害发生的临床途径进行判定。

按照以上思路和方法，对 59 名有明确的青光眼性视神经损害患者的临床资料进行分析的结果显示，损害发生的病因分型（临床途径）包括 A 型 27 名、B 型 6 名、C 型 19 名、D 型 7 名。不同类型的视神经损害的视野损害程度也有明显区别。统计学结果显示 A 型 PSS 患者的视野损害最轻，多为早期（17/27，63%），但 A 型患者中亦有 2 名发展为绝对期；其他类型患者的视野损害则以中晚期居多。表 10-4 中，我们将早期作为一列，中、晚期和绝对期合并为另一列；A 型为一组，B、C、D 3 型合并成另一组，再行 χ^2 检验。统计结果表明，不同类型 PSS 患者视野损害的分期分布有显著性差异（$\chi^2=7.211, P=0.007$）。19 名 C 型患者中，中晚期损害者多达 14 例，达 73.6%（表 10-4）。

（三）不同途径导致的视神经损害的 PSS 患者的临床特点及诊治原则

如表 10-3 和表 10-4 所示，伴有不同类型青光眼性视神经损害的 PSS 患者，其致病机制和临床表现（包括发病年龄、青光眼家族史、单眼或双眼发病，特别是病程初期与后期的典型 PSS 发作表现、

表 10-3　不同类型 PSS 青光眼性视神经损害的临床特点

类型	A 型 初期	A 型 后期	B 型 初期	B 型 后期	C 型 初期	C 型 后期	D 型 初期	D 型 后期
初诊时年龄	多为中老年		多为中老年		与 POAG 相似		多为中老年	
青光眼家族史	一般无		一般无		有时有		大多有	
单眼 / 双眼	单眼		单眼		双眼或单眼		单眼 KP，双眼高眼压	
PSS 典型发作表现	有	有	有	有	同歇性眼压	同歇性眼压升高伴 KP	有	无
眼压　发作期　受累眼	升高	升高	升高	升高	更高	更高	升高	升高
眼压　发作期　对侧眼	正常	正常	正常	正常	高	高	高 / 正常	高 / 正常
眼压　间歇期　受累眼	正常	升高	正常	升高	高	高	高 / 正常	高 / 正常
眼压　间歇期　对侧眼	正常	正常	正常	正常	高	高	高 / 正常	高 / 正常
眼压交叉现象	有	有	有	无	无	无	多有	多无
间歇期 24h 眼压	正常	正常	正常	异常	异常	异常	多正常	多异常
前房深度	正常	正常	正常	正常	正常	正常	偏浅	非常浅
前房角	正常宽	正常宽	正常宽	正常宽	正常宽	正常宽	窄角为Ⅱ～Ⅲ级大部开放	窄角为Ⅲ～Ⅳ级大部关闭

当房角粘连闭合或小梁网损伤时，眼压交叉现象消失

表 10-4 不同临床途径导致的视神经损害的 PSS 患者的视野损害分期

	早期（名）	中期（名）	进展期（名）	绝对期（名）	总计（名）
A 型	17	7	1	2	27
B 型	2	2	2	0	6
C 型	5	7	7	0	19
D 型	2	3	2	0	7
合计（名）	26	19	12	2	59

患眼与对侧眼的发作期与间歇期的眼压、眼压交叉现象、间歇期的
24h 眼压曲线、前房深度和前房角及视神经损害的程度）各不相同，
因而治疗原则也不一样。对每个患者的临床资料进行综合、动态的
分析，确定患者青光眼性视神经损害的类型，才能实施精准的个性
化治疗。

为了让大家对 PSS 患者中不同类型的青光眼性视神经损害有一
个更直观的认识，现结合以上典型病例对上述 4 种临床途径导致视
神经损害的 PSS 患者的临床特点及诊治原则进行简要介绍。

1. 单纯 PSS 反复发作的高眼压积累效应导致的视神经损害

除了在病程后期出现不同程度的青光眼性视神经损害外，A 型
患者依然表现为典型性 PSS 的基本特点，包括单眼性、间歇发作性、
高眼压伴 KP、发作期对侧眼及间歇期双眼眼压（含 24h 眼压）正常、
保持 PSS 的眼压交叉及体位眼压变化特点；前房深度正常，房角检
查为开角。患者发作频率、持续时间和临床症状可逐年加重。视神

经损害初期可在发作时出现，间歇期可恢复。有的患者后期可出现虹膜异色症（患眼色淡或呈现典型的"雨打沙滩"样外观）。

虽然视神经损害相对少而轻且进展较慢，但如果不采取干预措施，也可导致完全失明，因此应该予以重视。

治疗上，应高度重视对每一次发作的治疗，必须及时有效地控制眼压。对发作过度频繁、损害很重并且不断进展的患者，应考虑抗青光眼手术治疗。手术一般选择在病情稳定的间歇期，手术方式首选穿透性小梁切除术。对于发作过度频繁、眼压高但炎症轻的患者也可选择 Ahmed 阀门或 EX-press 引流钉植入术。

2. PSS 反复发作性炎症损伤小梁网导致的继发性开角型青光眼

此型为炎症损害小梁网导致的又一种继发性青光眼和 PSS 发作本身导致的损害。这类患者病程初期是典型的 PSS 和 A 型临床相似。随着病程发展，因反复发作的炎症反应对小梁网的积累性损害，这种损伤效应积累到一定程度后，患眼在间歇期内眼压也不能完全自行缓解，即导致持续性的高眼压。这种继发性开角型青光眼与 PSS 本身的发作性高眼压共同导致的青光眼性视神经损害的发生发展。B 型患者在病程初期具有典型的 PSS 患者的基本特征。随着小梁网逐渐受损，这些特征最终消失。患眼发作期眼压显著升高，间歇期内眼压也不正常，缺乏眼压交叉现象及 PSS 的体位眼压变化特点，并逐渐出现青光眼性视神经损害。随着病情发展，其发作将更加频繁，持续时间更长，眼压越来越高，青光眼性视神经损害不断进展，最后甚至完全失明 [1, 2, 8, 17]。不同于原发性青光眼的双眼发病，这类患者对侧眼始终正常。

一旦发现患者的病情已由典型 PSS 演变为不典型 PSS，发作期要及时行降压、抗感染治疗，尽量选用升眼压作用较小的激素（如氯替泼诺混悬滴眼液）；如果炎症轻微，也可以只用非甾体抗炎药，不推荐前房穿刺降压。间歇期内也应根据眼压升高的程度及特点，选用降眼压药物（不用缩瞳药、可用前列腺素类药物）；一旦药物治疗不理想，可在间歇期进行小梁切除、Ahmed 阀门或 Ex-press 引流钉植入术。也可通过 SLT、超声睫状体成形术（ultrasound cycloplasty，UCP）等治疗方法，但这些方法目前还缺乏治疗经验，效果不确定。对于发作期持续高眼压，保守治疗又难以控制，青光眼性视神经损害已经很严重的患者，也可考虑在发作期紧急行 Ex-press 引流钉植入术，但手术风险较大，应该慎重选择。

3. PSS 合并 POAG

近半个世纪以来，国内外越来越多的学者报告，PSS 可与 POAG 同时并存，因而这类患者除具有 PSS 的特征外，还有 POAG 的基本体征。李志辉等[18] 报道其发病率为 31%。我们[22] 对 121 名临床初步诊断为 POAG 的患者和 126 名初步诊断为 PSS 的患者进行了临床分析和追踪观察，发现在 126 名 PSS 患者中，17 名为双眼发病。在 9 名病历资料完整的患者中，有 4 名被证实为 PSS 合并 POAG。这些患者均发生了青光眼性视盘、视野损害、缺乏眼压及 C 值的交叉现象，间歇期的平均眼压较高、眼压波动较大。在治疗方面，除药

物控制外，适时的手术治疗可避免该类患者出现失明，保护原有的
视功能。

4. PSS 合并 PACG

除作者团队的数据外，国内关于 PSS 合并 PACG 原来只有个
别报道，国外此前没有报道。由于国内 PACG 和 PSS 的发病率均
较高，国内 PSS 合并 PACG 的患者远多于国外 [3~5, 15, 16]。2004 年我
们报道了 6 名，并完成了系统的临床分析 [5]。许多眼科医生提醒，
常常有 PSS 患者被误诊为 PACG，但对这类 PSS 并未给予足够的
重视 [2, 5, 8, 17–19]。

PSS 合并 PACG 的患者 1 只眼有典型的 PSS 发作病史，同时又
存在双眼前房浅，房角为窄角或闭角；PSS 多单独发作，发作时前
房角开放，极少与 PACG 同时发作；PACG 病程初期，符合典型 PSS
的主要临床特征，间歇期双眼眼压可正常，有眼压交叉现象；PACG
病程后期，PSS 发作期眼压比间歇期眼压高，发作眼比对侧眼高，
但间歇期双眼眼压可高于正常，眼压交叉现象不明显；多数年轻时
为典型的 PSS 但房角偏窄，随年龄增长进一步变窄而后出现 PACG；
少数为 PACG，治疗后前房角开放但发现 PSS 发作；患者年龄明显
较大、病程显著较长，视野损害程度较重。

这一类型的诊断标准：①PSS确诊时尽管前房浅、房角窄，但当
时前房角大部是开放的或既往确诊为闭角型青光眼但经激光 / 手术 /
药物治疗后前房角已开放，但此后出现 PSS 发作；②除前房浅、房
角窄甚至曾经关闭过外，基本符合 Posner–Schlossman 所描述的 PSS

的主要临床特点。

在我们的研究中，2 名患者在较年轻时被诊断为 PSS，并伴有双眼前房角狭窄，5 名在接受 PACG 治疗后被诊断为 PSS，与国内报道的 2 名相似[15]。

对于一只眼患病时出现 KP 但双眼高眼压，或病程初期单眼高眼压，后来另 1 只眼眼压也升高的患者，更应该予以警惕，尽早排除是否合并存在的 PACG。

对临床确诊为 PACG 但经激光 / 手术 / 药物治疗后前房角已开放，1 只眼眼压正常，另 1 只眼眼压间歇性升高的患者，要注意观察高眼压时双眼的前房深度及前房角情况，追踪有无 KP 出现及 KP 与眼压的关系，判明治疗后眼压升高的原因，及时发现合并存在的 PSS，避免不必要的手术。

另一方面，要注意鉴别伴有炎症反应的原发性闭角型青光眼及一般的葡萄膜炎继发的青光眼，张晓平等[19]对此做过专门报道。

对于 PSS 合并 PACG 的患者的治疗，可有多种选择。药物 / 激光 / 滤过性手术，主要依据 PACG 的病情而定。但针对闭角型青光眼的激光或手术治疗应在 PSS 的间歇期进行。在激光及滤过性手术前，双眼均应适度使用缩瞳药防止闭角型青光眼的发作，但在 PSS 发作期内，缩瞳药的使用要慎重。如果发作时眼压很高、瞳孔偏大而炎症表现轻微，应适度缩瞳；如果发作时眼压不太高、瞳孔未扩大而炎症表现较重，则缩瞳药可暂缓到炎症基本缓解后使用。关于 PSS 合并 PACG 患者的 YAG 激光周边虹膜切除术，应注意以下问题：

①适应证与一般的 PACG 相近，但检查和激光治疗都应在 PSS 的间歇期进行；②眼压变化仍呈现典型的交叉现象者，激光治疗的效果较好；③切孔一定要穿透，孔径不能太小；④术后激素及降眼压药物的使用要充分；⑤术后要重视对继续发作的 PSS 和激光周边虹膜切除术后残余高眼压的治疗，注意观察眼压及其动态变化特别是青光眼性视神经损害的情况，必要时及时施行外引流手术。

（周和政　石明华）

参考文献

[1] 周和政，杜元洪，宋艳萍，等 . 青光眼睫状体炎综合征视野损害的相关因素 [J]. 中国实用眼科杂志，2002, 20(10):768-769.

[2] 陈华新，周和政，王柏川，等 . 高龄青光眼睫状体炎综合征 14 例临床观察 [J]. 华南国防医学杂志，2007, 21(1):43-45.

[3] 杨宜家 . 青光眼睫状体炎综合征的随诊及其分型 [J]. 华中科技大学学报 (医学版),1986(2).

[4] 尹金福，吴玲玲 . 青光眼睫状体炎综合征合并原发性闭角型青光眼 [J]. 实用眼科杂志，1993,(8):45-46.

[5] 周和政，张文强，王柏川 . 青光眼睫状体炎综合征并发原发性闭角型青光眼临床分析 [J]. 国际眼科杂志，2004, 4(5):844-847.

[6] 周立群，吴世信 . 青光眼睫状体炎综合征 82 例临床分析 [J]. 眼科研究，2001,19(2):191.

[7] 周文炳、彭寿雄 . 青睫综合征与原发性开角型青光眼 [J]. 眼科研究，1994,(01):34-36.

[8] Darchuk V, Sampaolesi J R, Mato L, et al. Optic ncrve head behavior in Posner-Schlossman syndrome.[J]. International Ophthalmology, 2001, 23(4-6):373-379.

[9] 林川琦，江俊宏，张绍丹 . 青光眼睫状体炎综合征 [J]. 国际眼科纵览，2020,

44(2):73–81.

[10] 刘志恒, 郑日忠. 青光眼睫状体炎综合征临床分析 [J]. 中国实用眼科杂志, 2012, 30(8):998–1000.

[11] 卢文胜, 韩冬, 杨桂萍, 等. 2006–2013 年河北省眼科医院住院继发性青光眼患者的类型及治疗方法 [J]. 眼科, 2015, (1):40–43.

[12] 罗谦, 程依琏, 杨影. 青光眼睫状体炎综合征 32 例临床分析 [J]. 国际眼科杂志, 2009, (07):1292–1293.

[13] 赵博, 白大勇, 赵慧, 等. 青光眼睫状体炎综合征合并原发性开角型青光眼 [J]. 中国实用眼科杂志, 2004, 22(2):142–143.

[14] Kass MA, Becker B, Kolker AE. Glaucomatocyclitic crisis and primary open-angle glaucoma [J]. American Journal of Ophthalmology, 1973, 75(4): 668–673.

[15] 关丽红. 青光眼睫状体炎综合征合并原发性闭角型青光眼 2 例 [J]. 现代医药卫生, 2008, 24(10):1528.

[16] 李波, 李娟. 青光眼睫状体炎综合征并发原发性闭角型青光眼临床分析 [J]. 医药前沿, 2015, (5):104–105.

[17] 吴荣欣. 青光眼睫状体炎综合征手术治疗一例 [J]. 中华眼外伤职业眼病杂志, 2002, 24(3):328.

[18] 李志辉, 嵇训传, 陈淑初. 青光眼睫状体炎综合征的长期随访观察 [J]. 中华眼科杂志, 1982, 18(5):306–308.

[19] 张晓苹, 陈积中, 宋汝庸. 青光眼睫状体炎综合征误诊的分析 [J]. 临床眼科杂志, 2002,10(2):137–139.

[20] 王亚星, 李建军, 徐亮. 青光眼视神经损害的分级评估方法 [J]. 国际眼科纵览, 2006, 30(5):314–318.

[21] 李建军, 徐亮. 青光眼损害程度分期诊断的意义 [J]. 眼科, 2014,(1):6–8.

[22] 周和政, 王柏川, 周雄, 等. 单侧性原发性开角型青光眼与双侧性青光眼睫状体炎综合征. 中国误诊学杂志, 2001, 1(3):334–336.

第11章 青少年 PSS 的临床特点

如本书绪论中所述，青光眼睫状体炎综合征（PSS）多见于中年人，在青少年人群中发病较少，占比较低。到目前为止，我们还没有查询到有专门针对青少年 PSS 的研究报道。但在不少的文献报道中，均有青少年患者的出现（主要定义为＜20 岁的患者）[1-6]，最小的发病年龄为 10 岁。

一、PSS 患者年龄与性别的构成

这方面的研究中，观察年限最长，统计患者数量最多的报道分别来自河北省眼科医院和温州医学院附属眼视光医院。在来自温州医学院附属眼视光医院的回顾性研究中，自 2005—2014 年共确诊 576 名 PSS 患者，其中男性 339 名，女性 237 名，年龄为 10—81 岁，平均就诊年龄为（40±15）岁。年龄在 20—59 岁的患者最多，共有

483 名，占比为 83.9%；60 岁以上老年患者有 69 名，占比为 12.0%；
10—20 岁的青少年只有 24 名，占比为 4.1%[4]。温州医学院附属眼视
光医院不同年龄和性别的 PSS 构成比情况见表 11-1。

表 11-1　PSS 患者的年龄与性别的构成

年龄（岁）	男		女		合计	
	患者数（位）	占比（%）	患者数（位）	占比（%）	患者数（位）	占比（%）
<20	15	4.5	9	3.8	24	4.1
20—29	77	22.7	60	25.3	137	23.8
30—39	92	27.1	69	29.1	161	28.0
40—49	70	20.6	36	15.2	106	18.4
50—59	43	12.7	36	15.2	79	13.7
60—69	29	8.6	20	8.4	49	8.5
≥70	13	3.8	7	3.0	20	3.5
合计	339	100.0	237	100.0	576	100.0

据河北省眼科医院的报道，2012—2016 年就诊的 PSS 患者共
286 名，527 人次，其中男性 166 名（58.0%），女性 120 名（42.0%）。
初次就诊的平均年龄为（40.1±15.1）岁，其中 20—60 岁的患者占
81.9%，20 岁以下及 60 岁以上者分别占 5.6% 和 12.6%[5]，与温州医
学院附属眼视光医院报道的结果相似。

二、临床表现

关于青少年 PSS 的临床表现，目前缺乏专门的描述。推测和成人患者的症状相似，大多是单眼反复发作性视物模糊伴轻微眼胀，很少有严重的症状；特征性羊脂状 KP 伴眼压升高；炎症较轻不发生虹膜粘连；多数患者视神经和视野正常，但部分患者中出现了与原发性青光眼相同的视神经损害表现。依据现有文献推测，与成年人 PSS 相比，青少年 PSS 可能存在两个方面的差异：①临床症状较重。有文献报道了 1 名 10 岁儿童 PSS 被误诊的报告，患儿出现了明显头痛、恶心、瞳孔散大等急剧眼压增高的临床症状，似乎比成人 PSS 患者症状更重 [7]。但由于患者数量太少，这些表现只是个案还是普遍现象尚不明确。②出现青光眼性视神经或视野损害者极少。我们浏览了几篇关于 PSS 患者视神经损害的报道，均没有发现有关青少年 PSS 患者的数据。由于缺乏系统的专题研究，真实的具体情况还需进一步的观察研究。

三、鉴别诊断

和成人患者一样，青少年 PSS 常规需要和 Fuchs 综合征、虹膜角膜内皮综合征、急性闭角型青光眼，以及各种原发和继发性虹膜睫状体炎等疾病相鉴别 [8]。但对于青少年，主要注意排除幼年特发性关节炎相关性葡萄膜炎。另外，青少年发育性高眼压症也不可忽略。

1. 幼年特发性关节炎相关性葡萄膜炎

幼年特发性关节炎（juvenile idiopathic arthritis，JIA）是儿童最常见的结缔组织疾病，主要以慢性关节炎为主，并累及全身多个系统，是造成儿童残疾的首要疾病。JIA 最常见的关节外表现为葡萄膜炎，尤其是虹膜炎或虹膜睫状体炎，又称为 JIA 相关性葡萄膜炎（juvenile idiopathic arthritis-associated uveitis，JIA-U）。JIA-U 是一种前葡萄膜、非肉芽肿性、慢性炎症性眼病，表现隐匿，可以无任何症状。典型的 JIA-U 80% 为双侧患病，明显的前段炎症，较早虹膜粘连，高达 37% 的患儿出现青光眼、白内障、带状角膜病变。结合关节炎病史，诊断并不困难[9-12]。但是有 10%～14% 的患儿在关节炎症状出现之前就已经形成葡萄膜炎，初次就诊时就以前房闪辉，KP，甚至眼压高为初发症状，故需要医生特别注意，不可误诊为单纯性虹膜睫状体炎或 PSS，而耽误对这一全身疾病的治疗[9-12]。

2. 少年儿童高眼压症

临床上多数少年儿童的眼压呈现不稳定性，尤其是＞10 岁的儿童，表现为一段时期内反复的 GAT 测量眼压值偏高，一般＞30mmHg，非接触式眼压计（NCT）测量甚至可以达到 40mmHg以上，但并无任何知觉症状，也不影响视力。相关功能检查，视野和视神经均正常。长期观察也显示大多数患儿的眼压呈稳定状态或自行下降趋势，表现为一种良性过程。这可能和青少年发育期自主神经不稳定有关。随着时间推移，眼压渐趋稳定或下降的自然演变过程，称为少年儿童高眼压症[13, 14]。其与发育性青光眼的眼压缓慢上升并造成视神经渐进性损害的病理过程形成鲜明的对照。这类患者没有眼前段炎症表现，更不是青少年 PSS。

少年儿童高眼压症必须排除 NCT 测量偏差所导致的"假性高眼压"，常见原因包括角膜形态和环境因素（如温度、湿度、尘埃等）的影响；眼压测量技术不正确的影响，如 NCT 的喷气探头未对准角膜中央区，监测系统接受角膜表面反射光线的镜面有尘埃等；患者自身因素对眼压测量结果影响，如精神紧张、屏气、眼睑痉挛、小睑裂或大眼球、眶压增高等眼球外压力的影响[14]。

四、治疗

青少年 PSS 的治疗原则也和成人患者大体相同。但需要注意以下三个方面的情况。

（一）儿童用药的特殊性

儿童对药物的治疗反应与成年人有很大的不同，目前大多数用药的安全性和有效性都是参照成年人的研究结果来实施的，这样就存在很大的安全隐患[15-17]。

1. β 受体拮抗药

虽然被列入儿童青光眼的一线用药，但必须重视其不良反应。此类药物除了可能诱发哮喘，也容易引起儿童夜间顽固性咳嗽，甚至导致气道高反应性。对于早产儿、新生儿和过低体重儿，不建议使用。

2.碳酸酐酶抑制药

口服［醋甲唑胺＜2mg/（kg·d）］和局部用药是很好的辅助用药，不良反应与成人用药类似。

3.肾上腺素能受体激动药

酒石酸溴莫尼定可以通过角膜吸收，由于儿童血脑屏障不完善且受体敏感度增加等原因，出现中枢神经系统毒性症状的可能性较大。对于＜2岁的儿童，避免使用该类药物。＞2岁的儿童在使用时也应加强监护和观察，特别是用药后30～60min。

4.前列腺素衍生物

该类药品对儿童相对安全，但PSS发作期不宜使用且可出现睫毛增长、结膜充血、虹膜色素改变、眼眶凹陷及眶周皮肤色素沉着等不良反应。

（二）尽量避免滤过性手术

由于少年儿童对高眼压的耐受性相对较好，罕见因PSS导致的严重视神经损害，手术缺乏必要性。青少年及儿童手术后炎性反应更重，出现瘢痕粘连等并发症导致手术失败的风险也更大[16-18]。

（三）抗生素的使用

相关报道显示成人PSS往往与一些病原微生物感染有关联，如巨细胞病毒、单纯疱疹病毒、风疹病毒及幽门螺杆菌等[19, 20]，对成年患者而言有针对性的抗感染治疗可能有利于临床症状的改善[20, 21]；但对于儿童青少年患者，是否具有同样的关联尚不明确，且儿童患者的肝、肾等器官相对嫩弱，不建议对儿童 PSS 患者整体使用抗生素治疗。对于发作很频繁的儿童，可局部使用更昔洛韦凝胶。

　　总之，对于儿童及青少年 PSS，目前还缺乏系统性的研究报道。对于其流行病学资料、临床特征、危险因素、治疗策略、转归与预后均缺乏必要的临床资料。因此，有必要进一步行多中心前瞻性的临床研究以解决这些问题，为临床诊断与治疗提供必要的参考。

（石明华　周和政）

参考文献

[1] 周立群，吴世信.青光眼睫状体炎综合征 82 例临床分析 [J]. 眼科研究，2001,19(2):191.

[2] 周和政，杜元洪，宋艳萍，等.青光眼睫状体炎综合征视野损害的相关因素 [J]. 中国实用眼科杂志，2002, 20(10):768–769.

[3] Megaw R, Agarwal PK. Posner–Schlossman syndrome. Surv Ophthalmol, 2017, 62(3):277–285.

[4] Jiang JH, Zhang SD, Dai ML, et al. Posner–Schlossman syndrome in Wenzhou, China: a retrospective review study [J]. Br J Ophthalmol 2017, 101(12):1638–1642.

[5] 陈红，马丽珍，韩瑞娟，等.河北省眼科医院 2012–2016 年青光眼睫状体炎综合征患者就诊构成分析 [J]. 眼科，2018, 27(06):426–429.

[6] 刘志恒，郑日忠.青光眼睫状体炎综合征临床分析 [J]. 中国实用眼科杂志，

2012, 30(8):998–1000.

[7] 王兴鱼, 张本萍, 初翠英. 儿童青睫综合征误诊 1 例 [J]. 世界最新医学信息文摘, 2002(2):137.

[8] 江文珊, 周和政. 青光眼睫状体炎综合征的鉴别诊断 [J]. 华南国防医学杂志, 2012, 26(1):32–36.

[9] 陈芳, 李子江, 柳静. 幼年类风湿关节炎并虹膜睫状体炎 10 例 [J]. 实用儿科临床杂志, 2005, 20(7):676–677.

[10] A KSMC, A RKSB, C EDSC, et al. Levin MD MFAC: Course, complications, and outcome of juvenile arthritis–related uveitis [J]. Journal of American Association for Pediatric Ophthalmology and Strabismus, 2008, 12(6):539–545.

[11] Hoeve M, Kalinina AV, Schalij–Delfos NE, et al. The clinical course of juvenile idiopathic arthritis–associated uveitis in childhood and puberty [J]. Br J Ophthalmol 2012, 96(6):852–856.

[12] Heiligenhaus A, Niewerth M, Ganser G, et al. Prevalence and complications of uveitis in juvenile idiopathic arthritis in a population–based nation–wide study in Germany: suggested modification of the current screening guidelines [J]. Rheumatology (Oxford), 2007, 46(6):1015–1019.

[13] 王欣. 少年儿童高眼压症与自主神经功能的相关性研究 [D]. 上海:复旦大学;2012.

[14] 孙兴怀. 谨慎诊治少年儿童高眼压症 [J]. 中华眼科杂志, 2012, 48(6):481–484.

[15] 乔春艳, 唐炘, 王宁利. 儿童青光眼的药物治疗 [J]. 国际眼科纵览, 2009, 33(1):1–5.

[16] 王宁利. 中国青光眼临床诊疗手册 [M]. 北京:科学技术文献出版社, 2019.

[17] Weinreb R N, Grajewski A, Papadopoulos M. 儿童青光眼 [M]. 王宁利, 译. 北京:人民卫生出版社, 2015.

[18] 张秀兰. 儿童青光眼小梁切开术及小梁切除术的适应证和手术要点 [J]. 中华眼科杂志, 2017, 53(2):148–153.

[19] 陈文杰, 赵军, 祝天辉, 等. 青光眼睫状体炎综合征患者 5 种常见病原微生物相关血清抗体的测定及分析 [J]. 中华实验眼科杂志, 2017,(35):1115–1119.

[20] 翟如仪, 许双, 孔祥梅, 等. 2% 更昔洛韦滴眼液对巨细胞病毒阳性的青光眼睫状体炎综合征的疗效观察 [J]. 中华眼科杂志, 2018, 54(11):833–838.

[21] 谢桂军. 抗病毒药物滴眼对巨细胞病毒阳性青光眼睫状体炎综合征患者炎症反应及眼压的影响 [J]. 眼科新进展, 2020, 40(1):3.

第 12 章　PSS 的治疗原则

　　临床上，青光眼睫状体炎综合征（PSS）的治疗主要是对症治疗，即控制炎症和降低眼压。晚期视野损害严重，无法药物控制眼压的患者也会进行手术治疗，但目前的治疗都只能控制疾病症状，不能完全阻止 PSS 的复发。鉴于相当部分的 PSS 患者发生了青光眼性视神经损害甚至完全失明，所以控制眼压至关重要。

一、控制炎症

　　局部滴用或口服糖皮质激素，可有效控制炎症；如果炎症反应较轻或合并有原发性青光眼也可局部滴眼或口服非甾体抗炎药。因该病不会出现睫状体痉挛及虹膜后粘连，故不推荐使用睫状肌麻痹药 [1]。

二、降低眼压

首选 β 受体拮抗药或拟肾上腺素药局部治疗。当局部用药不能很好控制眼压时，可口服碳酸酐酶抑制药，严重者可考虑使用高渗药。

一般认为，前列腺素类药物（prostaglanging analogous，PGA）不适用于炎症中的患者。但有些疾病虽然始终有些炎症表现，但临床试用前列腺素类药物却取得了满意的效果，如虹膜角膜内皮综合征、Fuchs 综合征。关于 PSS 患者发作期能否使用 PGA，目前未见报道；但对 PSS 合并 POAG 或 PACG 的患者，对侧眼和患眼的间歇期内使用 PGA，效果和安全性是肯定的，特别是那些单眼 PSS 合并双眼原发性青光眼的患者。

单纯的 PSS 发作时一般不用 PGA，特别是那些炎症表现重而眼压不太高的患者；但对发作持续时间很长，炎症表现轻微而眼压很高的患者，必要时可在严密的临床观察中尝试运用，特别是对那些发生了严重青光眼性视功能损害的患者。

三、抗病毒药物

Bloch–Michel[2] 等发现 PSS 患者的房水中巨细胞病毒抗体阳性率为 64%，而其他葡萄膜炎阳性率为 0.8%。Yamamoto[3] 等从 3 名急性期患者的房水中发现了单纯疱疹病毒（HSV）DNA，而水痘 – 带状疱疹病毒（VZV）、巨细胞病毒（CMV）和对照组均为阴性，表明 HSV 感染可引起小梁网炎症，导致房水外流受阻，引起眼压升高。国内外大量文献[4-7]提示，CMV 感染是 PSS 最可能的病因，在 PSS 患者中，房水 CMV 的阳性检出率高达 52.2%～57.7%。现已有以下4 个方面的证据：① PSS 患者的房水中发现了 CMV 抗体；② PSS 患者房水中发现 CMV 的 DNA 复制；③ PSS 的病情与前房内 CMV-DNA 的拷贝数有关。CMV 的检测方法，包括房水和血清 CMV IgG 抗体的测定和房水病毒 DNA 的检测；眼内的 CMV IgG 抗体生成及 DNA 结果均为阳性或任一阳性，则可认为是 CMV 阳性。

就疾病的本质而言，PSS 可能就是疱疹病毒属病毒感染导致的一种特殊形式的虹膜睫状体炎引起的继发性青光眼，也有抗病毒治疗减少了 PSS 发作频率的报道[1]。有人认为，对于病毒感染的 PSS 患者而言，如果单纯使用糖皮质激素而不结合抗病毒药物，会加重病情或增加疾病发作率[1]。现将 PSS 抗病毒治疗的方法和效果等作如下简要介绍。

（一）药品选择

有研究报道对 HSV 有效的抗病毒药阿昔洛韦对 PSS 患者无效[8]；较多作者建议选择更昔洛韦[9]或缬更昔洛韦[10]。

（二）用药途径

关于用药途径，新加坡国家眼科中心曾经做过专门研究[7]，比较更昔洛韦[9]或缬更昔洛韦[10]4种不同抗病毒治疗的用药途径对高眼压相关 CMV 虹膜睫状体炎患者的疗效、安全性、性价比、依从性。4 种途径的药品剂量如下。

1. 全身性给药

6 周静脉注射（5mg/kg，2 次 / 日）加 6 周口服更昔洛韦（1g，3 次 / 日），或者 12 周口服缬更昔洛韦（900mg 6 周、450mg 6 周，2 次 / 日）。

2. 凝胶点眼

0.15% 更昔洛韦凝胶，4 次 / 日，持续≥3 个月。

3. 玻璃体内注射

每周 1 次注射，持续 12 周。

4. 眼内植入

更昔洛韦植入物，可在 5～8 个月释放更昔洛韦。每只患眼可能接受多种治疗模式，若第一次治疗失败或复发，则患者需重复第一次治疗或选择替代治疗模式。治疗有效的定义为，治疗期间无炎症复发，角膜后沉着物（KP）减少，IOP 控制良好。

研究共收集 70 名患者 72 只眼，其中 33 名患者（35 只眼，57%）接受抗病毒治疗。27 名患者完成了治疗并纳入后续数据分析，其中共包括 47 次治疗。结果表明在 47 次治疗中有 36 次（76.6%）引起抗病毒治疗应答，停药后有 27 次复发（表 12-1）。

据此，作者认为全身性给药治疗应答相对较高，但治疗后总体复发率高，长期用药的不良反应风险高，治疗费用高，部分患者无

表 12-1 不同更昔洛韦治疗模式的治疗结果

治疗模式 （治疗次数）	全身更昔洛韦 （19 次治疗）	更昔洛韦凝胶 （17 次治疗）	玻璃体内更昔 洛韦（7 次治疗）	更昔洛韦植入 （4 次治疗）
急性复发性虹膜睫状体炎				
失败	1/11	4/11	1/4	0/1
应答	10/11	7/11	3/4	1/1
复发	8/10	4/7	3/3	1/1
慢性虹膜睫状体炎				
失败	1/8	2/6	2/3	0/3
应答	7/8	4/6	1/3	3/3
复发	6/7	1/4	1/1	3/3

法承担，全身性治疗禁忌的患者用药受限；凝胶滴眼治疗应答中位且治疗后复发率低，长期用药安全性高且治疗费用低，每日用药4次，患者依从性高；玻璃体内更昔洛韦注射治疗应答低且治疗患者均发生复发，患者接受度相低，有创且精细的操作又有感染风险，由于高复发率，患者均停药；更昔洛韦植入治疗应答较高，但治疗患者均发生复发，治疗费用高且接受度低。

（三）具体用药方法

1. 口服

Sobolewska 等[10]记录了 11 名 PSS 患者口服缬更昔洛韦（ Valcyte ）治疗，最初以 900mg，每日 2 次的剂量使用 3 周，随后以 450mg，每日 2 次的剂量使用≥3 个月。在缬更昔洛韦治疗的整个疗程中，每 4 周监测 1 次全血计数、肝肾功能检查。平均治疗时间为 20 个月（10～46 个月）。治疗后 11 人中有 7 人（63.6%）炎症得到控制，眼压稳定。但在治疗结束后 1 人在 2 个月后复发，1 人在 40 个月后复发。复发后重新开始使用缬更昔洛韦治疗仍然有效，且建议口服≥12 个月的缬更昔洛韦能降低复发率。但有研究认为长期口服缬更昔洛韦能让 CMV 产生耐药性且产生骨髓和肾脏毒性。

2. 静脉注射或玻璃体注射

Chee 等 [9] 纳入 10 名 PSS 患者与 2 名 Fuchs 综合征患者，在其中 4 名患者中静脉注射更昔洛韦 5mg/kg，每日 2 次，持续 6 周后改口服更昔洛韦 1g，每日 3 次，持续 6 周。5 名患者口服更昔洛韦 900mg，每日 2 次，持续 6 周后改为 450mg，每日 2 次，持续 6 周。其余 3 名患者玻璃体注射 2mg/0.1ml 更昔洛韦，每周 1 次，持续 3 个月。在治疗过程中，所有患者根据需要使用 1% 醋酸泼尼松龙和抗青光眼药物治疗，结果显示患者炎症缓解、发作频率降低、抗青光眼药物使用减少。停药 1～8 个月后，10 名 PSS 患者中 7 名复发。

3. 局部滴眼

局部使用抗病毒药物可减少全血细胞减少症、肾功能损害、视网膜脱离、眼内炎等不良反应。Antoun 等 [11] 使用 0.15% 更昔洛韦凝胶，基础治疗 3 个月（每日 5 次）联合长期维持（每日 3～4 次），有利于降低发作频率。Su 等 [12] 使用 2% 更昔洛韦滴眼诱导疗法（每 2～3 小时 1 次）联合长期维持疗法（每 4 小时 1 次），持续滴眼 1 个月，患者抗青光眼药物使用减少，症状好转，3 个月后 PCR 均未检测出 CMV-DNA。但对于长期维持治疗的时间仍无定论。翟如仪等[13]发现 2% 更昔洛韦滴眼液，每日使用 4 次，可帮助 65% 的激素依赖性 PSS 患者停用糖皮质激素。但局部或全身停用更昔洛韦后，PSS 复发率可达 70%[7]。对于房水检测病毒阳性、频繁发作、激素依赖、眼压难以控制的患者，使用局部抗病毒药物，联合或不联合口服抗病毒治疗有利于控制眼压，减少复发，减少激素及抗青光眼药物使用，但不能根治。

4. 眼内植入缓释系统

20 世纪以来材料科学的飞速发展带动了眼内缓释给药系统的研制和开发，为眼内疾病的治疗展示了令人鼓舞的前景。具有生物降解性、生物相容性的大分子多聚体材料已成为备受关注的药物载体，通过注射或手术植入等手段，可实现在病灶局部直接释药。新型眼内缓释给药系统克服了传统剂型难以到达眼内和难以长时间维持局部治疗浓度的缺点，拓展了眼内用药范围，并使一些全身不良反应大的药物在眼内的应用成为可能，为慢性、顽固性眼内疾病的治疗带来了希望。目前已知，更昔洛韦植入体是较早应用于人眼的治疗介质，它是由硅树脂包被药芯，吸附在聚乙烯乙醇柱上构成的植入体，其上市产品可通过玻璃体平坦部植入眼内，治疗获得性免疫缺陷综合征并发的巨细胞病毒性视网膜炎，在眼内释放更昔洛韦达 6～8 个月，平均有效控制 CMV 性视网膜炎 5.8 个月，术后并发症短暂且轻微，多为玻璃体积血，一般可自行吸收，无显著的视力损害。

但眼内植入体对对侧眼和全身性 CMV 感染无效[14]。目前正在研究的青光眼的缓释制药见表 12-2。

表 12-2　正在开展临床研究的眼科药物缓释装置

装置	植入部位	研究阶段
贝美前列素眼用嵌入物	上下结膜穹窿之间	Ⅱ期
曲伏前列素泪栓	上或下泪小管	Ⅱ期
拉坦前列素泪点栓系统	上或下泪小点	Ⅱ期
贝美前列素持续释放植入物	前房	Ⅲ期
曲伏前列素延长释放植入物（ENV515）	前房	Ⅱ期
曲伏前列素植入物（iDose）	前房	Ⅱ期
拉坦前列素隐形眼镜	角膜表面	临床前期
多佐胺微粒	结膜下	临床前期
酒石酸溴莫尼定微球	睫状体上腔	临床前期
毛果芸香碱凝胶	眼表	临床前期
溴莫尼定 – 曲伏前列素纳米海绵	后节	临床前期

四、手术治疗

2002 年 Dinakaran[15] 等报道 1 名患者，双侧的 PSS 行小梁切除术后 4 年内眼压正常，PSS 未再发作。柯秀峰[16] 报道 8 名有青光眼性视神经损害的 PSS 患者行非穿透性小梁手术后观察 1～4 年，7/8 名的眼压≤ 20mmHg，6 名患者 PSS 未再发作。王玉宏和孙兴怀[17] 等报道了一篇关于 12 名 PSS 患者 16 只眼的手术疗效分析，结果显示随访 9 个月至 5 年，平均为 27.88±19.23 个月；眼压 4～37mmHg，平均为 15.78±8.65mmHg，与术前相比有显著差异（t=7.24，P<0.001）；2 只眼加用派立明或美开朗后眼压降至正常，1 只眼放弃治疗（虹膜有新生血管）；3 只眼术后曾有睫状体炎复发，出现 KP，视物模糊，1 只眼（即放弃治疗者）眼压在原有基础上有升高，甘露醇静脉滴注后下降，2 只眼眼压正常。该作者认为 PSS 在药物控制不佳，出现视盘及视野改变时，手术效果较好，能有效降低眼压，并发症少而轻，并能减少复发。近年又有不少作者对 PSS 的手术治疗进行了报道。周和政[18]等对 PSS 患者行 Ex-PRESS 引流钉植入术，取得满意效果。徐晓萍[19]报道 16 名 18 只眼手术后效果良好，其中 9 名行外引流术，4 名术后未见 PSS 发作，另有 2 名术后 3～5 年停止发作，未见术后发作频率加快或加重者，4 名行 YAG 激光虹膜切除术者的情况大致相近。

（一）手术治疗的适应证

1. 单纯的 PSS 长期反复发作，导致了严重的青光眼性视神经损害。

2. PSS 长期反复发作导致了小梁网的严重损害，间歇期眼压药物难以控制。

3. 合并 POAG 的 PSS，药物难以控制眼压者。

4. 合并 PACG 的 PSS。

（二）手术方式

1. 合并虹膜膨隆型的闭角型青光眼，房角粘连<1/2，平常眼压基本正常，无青光眼性视神经损害表现者，可行激光周边虹膜切除术。

2. 合并其他类型闭角型青光眼者，或不适宜做激光周边虹膜切除术，或者已经发生严重的青光眼性视神经损害者，选择小梁切除术或联合白内障手术。

3. 合并药物难以控制的原发性开角型青光眼者，可选择非穿透性小梁手术或穿透性小梁切除术，炎症持续时间较长者可考虑引流植入物手术。

除适应证和手术方式选择外，关于 PSS 的手术治疗还有很多问题，如手术时机及术中术后注意事项等需要深入探讨，第 13 章将对此进行专题论述。

（周和政　孙　重）

参考文献

[1] Shazly TA, Aljajeh M, Latina MA. Posner-Schlossman glaucoma to cyelitic crisis [J]. Semin Ophthalmol, 2011, 26(4-5):282-284.

[2] Blich-Michel E, Dussaix E, Cerqueti P, et al. Possible role of cytomegalovirus infection in the etiology of the Posner-Schlossman syndrome [J]. Int Ophthalmol.

1987, 11(2) :95–96.

[3] Yamamoto S, Pavan–Langston D, Tada R, et al. Possible role of herpes simplex virus in the origin of Posner–Schlossman syndrome [J]. Am J Ophthalmol. 1995; 119(6):796–798.

[4] 孙嫣然, 党亚龙, 张纯. 青光眼睫状体炎综合征病因学研究新进展. 中华实验眼科杂志 [J], 2016,34(10):4.

[5] Chee SP, Jap A. Presumed fuchsheterochromic iridocyclitis and Posner–Schlossman syndrome: comparison of cytomegalovinus–positive and negative eyes [J]. Am J Ophthalmol, 2008, 146(6):883–889. e881.

[6] 许欢, 翟如仪, 孔祥梅, 等. 青光眼睫状体炎综合征患者房水病毒情况分析 [J]. 中国眼耳鼻喉科杂志, 2018, 18(1):18–21.

[7] Chee S, Jap A. Cytomegalovirus anterior uveitis: outcome of treatment [J]. Br J Ophthalmol, 2010, 94(12): 1648–1652.

[8] De Schryver I, Rozenberg F, Cassoux N, et al. Diagnosis and treatment of cytomegalovirus iridocyclitis without retinal necrosis. Br J Ophthalmol, 2006, 90(7):852–855.

[9] Chee SP, Bacsal K, Jap A, et al. Clinical features of eytomegalovirus anterior uveitis in immunocompetent patients. Am J Ophthalmol, 2008, 145(5):834–840.

[10] Sobolewska B, Deuter C, Doycheva D, et al. Long–term oral therapy with valganciclovir in patients with Posner–Schlossman syndrome. Graefes Arch Clin Exp Ophthalmol, 2014, 252(1): 117–124.

[11] Antoun J, Willermain F, Makhoul D, et al. Topical ganciclovir in cytomegalovirus anterior uveitis. J OculPharmacolTher. 2017, 33(4):313–318.

[12] Su CC, Hu FR, Wang TH, et al. Clinical outcomes in cytomegalovirus–positive Posner–Schlossman syndrome patients treated with topical ganciclovir therapy. Am J Ophthalmol, 2014, 158(5):1024–1031.

[13] 翟如仪, 许欢, 孔祥梅, 等.2% 更昔洛韦滴眼液对巨细胞病毒阳性的青光眼睫状体炎综合征的疗效观察 [J]. 中华眼科杂志, 2018, 54(11):833–838.

[14] 张扬, 周崎, 杭启钧. 药物缓释系统在青光眼治疗中的应用 [J]. 临床药物治疗杂志, 2019, 17(6):40–45.

[15] Dinakaran S, Kayarkar V. Trabeculectomy in the management of Posner–Schlossman syndrome. Ophthalmic Surg Lasers.2002, 33(4):321–322

[16] 柯秀峰, 朱丹宁, 袁鹏. 青光眼睫状体炎综合征的手术疗效观察 [J]. 中国实用眼科杂志,2007,25(6):642–643.

[17] 王玉宏 , 孙兴怀 , 孟樊荣 , 等 . 青睫综合征手术疗效的临床分析 [J]. 中国实用眼科杂志 , 2005, 23(10):1100–1103.

[18] 黄志坚 , 张文强 , 周和政 , 等 .EX–PRESS 青光眼引流器植入术治疗开角型青光眼 [J]. 国际眼科杂志 , 2014, 14(6):1148–1150.

[19] 徐晓萍 , 许霞 , 周宏健 , 等 . 非穿透性小梁手术治疗青睫综合征的疗效观察 [J]. 现代实用医学 , 2007, 19(6):480–482.

第 13 章　PSS 的手术治疗

一、手术治疗的适应证

青光眼睫状体炎综合征（PSS）多数为自限性，一般不需要手术治疗。第 12 章已提出，少数患者可因合并闭角型青光眼或原发性开角型青光眼，或者因 PSS 的长期反复发作而导致了小梁网的严重损害，或单纯的 PSS 发作过于频繁、持续时间过长、发作时眼压太高而发生了明显的青光眼性视神经损害，可以考虑手术治疗。

二、手术治疗的效果

对近几年文献进行查阅，发现已有多种手术方式用于 PSS 的手术治疗，如小梁切除术、引流装置植入术、非穿透小梁手术、黏小管切开术等。

第 12 章介绍了 Dinakaran[1]、柯秀峰[2]、王玉宏、孙兴怀[3] 等对 PSS 患者手术疗效分析的报道，这些作者均认为 PSS 患者在药物控制不佳、出现严重的青光眼性视神经损害且这种损害不断发展时应考虑手术治疗；手术安全性高，能有效降低眼压，并发症少而轻，多数患者手术后 PSS 的发作减少甚至停止发作。近年又有不少作者对 PSS 的手术治疗进行了报道。Zhong 等[4] 对 8 名药物控制眼压不佳（50.13±4.58mmHg）的 PSS 患者行小梁切除术，结果显示，术后 1 年患者眼压降低为 14.63±2.33mmHg。

谭海波等[5] 报道选择性激光小梁成形术在治疗青睫综合征时具有明显降低眼压的作用，且安全易行。睫状体热凝或冷冻，甚至激光光凝可能不适于 PSS 患者；近代的睫状体超声成形术（UCP）是否可用于 PSS 的治疗，目前未见报道。

此外，其他学者报道的手术种类和效果见表 13-1。

三、手术分类与手术时机

1. 重建房水外流通道的滤过性手术

对于房角功能不能恢复，视野眼底损害比较严重的患者，可以考虑滤过性手术，包括复合小梁切除术[9]、非穿透性小梁切除术[2,6]、引流装置植入术（如 Ahmed 引流阀植入术）等。周和政等对 12 名 PSS 患者进行了 Ex-PRESS 引流钉植入术，其中 7 名植入 P50 型、5 名植入 P200 型，均取得满意效果，仅在植入 P200 型的患者中出现

表 13-1　不同学者手术治疗 PSS 患者成功率的比较

作者	发表时间	手术类型	手术例数（例）	随访时间（个月）	成功率（%）
柯秀峰[2]	2007	NPT+MMC	8	34.42 ± 7.04	87.5
徐晓萍[6]	2007	NPT+MMC+GEL/T-FLux	18	6~8	5.6
王玉宏[3]	2005	Tre(8)、NPT(6)、FBR(2)	16	27.88 ± 19.23	6.3
M Pahlitzsch[7]	2015	小梁消融术	7	12	90.9
陈春明[8]	2016	Ex-PRESS	23	18.54 ± 4.2	86.96

NPT. 非穿透性小梁切除术；MMC. 丝裂霉素；Tre. 小梁切除术；GEL/T-Flux. 术中联合植入透明质酸钠凝胶或 T-Flux；FBR. 滤过泡再通术；Ex-PRESS. 不锈钢引流器

了 1 名术中前房消失，无其他的严重并发症 [10]。

传统的小梁切除术尽可能在 PSS 的间歇期内进行；其他的滤过性手术必要时可在发作期进行。

2. 恢复房角功能的引流手术

对于视野、眼底损害处于早期或进展期的 PSS 患者或合并原发性开角型青光眼的患者，可以考虑恢复房角功能性的手术，如黏小管成形或切开手术，非穿透小梁手术联合黏小管成形手术等；对于 PSS 合并早期闭角型青光眼者，可以考虑在炎症控制后行白内障超声乳化联合房角分离手术。此类手术尽可能在 PSS 的间歇期内进行。

四、典型病例及体会

1. 病例 1

患者男性，56 岁。患者于 2 个月前出现无明显诱因下出现左眼胀痛，伴虹视、视物模糊，偶有头痛、恶心等不适，无视物变形、视物重影等伴随症状，在药店购买醋酸泼尼松龙片口服，妥布霉素地塞米松滴眼液、复方托吡卡胺滴眼液持续滴眼治疗 1 个月，眼部症状无明显好转后于外院就诊，诊断为左眼青光眼睫状体炎综合征（PSS），给予全身甘露醇注射液、溴芬酸钠滴眼液、醋酸泼尼松龙滴眼液、重组人表皮生长因子滴眼液、酒石酸溴莫尼定滴眼液对症治疗，眼部胀痛症状有所好转，但眼压控制欠佳。于 2020 年 4 月 22 日来本院青光眼科就诊，门诊检查后，拟以"左眼继发性青光眼"收住院。

患者 5 年前左眼始发间歇型视物模糊伴轻微胀痛，每年发作 3～5 次，每次持续 3～7 天，可自动缓解。左眼发作时检查视力轻微下降、眼压升高至 40～60mmHg，角膜后出现 3～5 枚圆形灰白色小 KP；右眼眼压及其前节（－），而且病程初期 PSS 间歇期双眼的眼压及视神经检查是正常的。近 2 年来左眼视力进行性下降，眼压长期波动于 32～45mmHg。

【入院查体】Vod：0.6 矫正 −6.25DS → 1.0，Vos：0.1 矫正 −5.75DS → 0.4；眼压为 15mmHg/49mmHg（R/L）。右眼球结膜无充血，角膜透明，KP(−)，前房中轴浅、周边约 1CT，虹膜纹理清，瞳孔圆，直径 3mm，对光反射灵敏，晶状体混浊 C1N1P0；小瞳孔下眼底：视盘边界清，色淡红，C/D 为 0.5，可见近视弧，黄斑中心凹反光在视网膜呈豹纹状改变；左眼球结膜无充血，角膜尚透明，FL(+)，可见大面积点状着色，KP(−)，前房中轴浅、周边 1CT，虹膜表面如"雨打沙滩"样表现，近周边部明显，瞳孔散大，直径 5mm，对光反射迟钝，晶状体混浊 C2N1P0，晶体前囊可见灰尘样色素（图 13−1）；眼底：视盘边界清，C/D 为 0.8，黄斑中心凹反光消失，视网膜呈豹纹状改变。辅助检查：2020.04.23 本院视野：右眼 WFI：99%，左眼 VFI：77%（图 13−2）。视盘 OCT：左眼视网膜神经纤维层（RNFL）变薄，节细胞（GCC）大量凋亡（图 13−3）。房角镜检查：双眼大部分房角开放。

【入院诊断】"左眼继发眼部炎症性青光眼（青光眼睫状体炎综

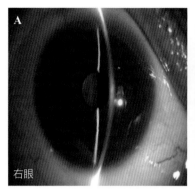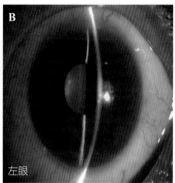

右眼 左眼

▲ 图 13-1　患者 1 眼前段照片

合征），老年性白内障（双眼），屈光不正（双眼）"。

　　考虑患者左眼病初为典型的 PSS，后来因 PSS 长期反复发作对小梁网的损害导致了又一种继发性开角型青光眼，现已导致明显的视神经损害，目前虽然眼压很高但 PSS 处于间歇期，故决定行左眼复合式小梁切除＋周边虹膜切除术，手术及术后恢复顺利。患者出院后左眼仍有间歇性发作，表现为少数 KP 和轻度眼压升高，每次发作都能自愈。间歇期测量眼压和 24h 眼压曲线正常，且左眼眼压低于右眼，每次都出现典型的眼压交叉现象。1 年后复查，他的右眼眼底和视野仍然正常，左眼视野损害没有进展。

　　2. 病例 2

　　患者男性，43 岁。数年前开始出现无明显诱因的双眼视力渐进性下降，不伴眼胀头痛等不适。曾在当地医院就诊，左眼眼压高（具体不详），给予局部降眼压对症治疗。患者 1 年半前来我院就诊，以

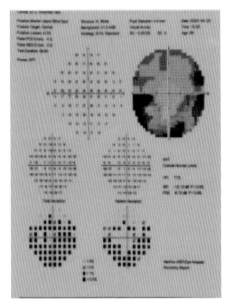

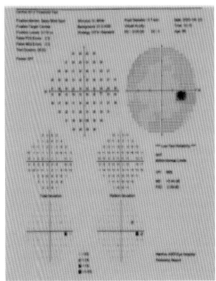

▲ 图 13-2　患者 1 视野

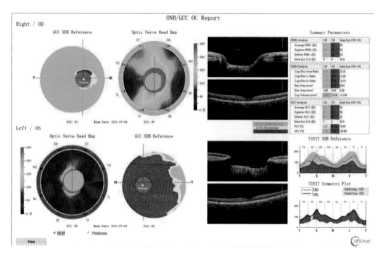

▲ 图 13-3　患者 1OCT 图片

"双眼原发性闭角型青光眼"收住院。

【入院查体】视力为 0.4/0.25（R/L），眼压为 16mmHg/17mmHg（R/L）。右眼结膜无充血，角膜透明，内皮面见一枚圆形吸收中的 KP，前房浅，瞳孔圆，晶体混浊（图 13-4），C/D 为 0.8，动态房角检查：部分关闭；左眼结膜无充血，角膜透明，前房浅，瞳孔圆，晶体混浊（图 13-4），C/D 为 0.8，动态房角检查：大部分关。

【入院时用药】布林佐胺噻吗洛尔滴眼液、酒石酸溴莫尼定滴眼液点左眼。

【辅助检查】UBM：左眼角膜水肿，双眼 1/4 房角窄、3/4 房角闭（图 13-5）。

【视盘 OCT】双眼视网膜神经纤维层（RNFL）变薄，节细胞

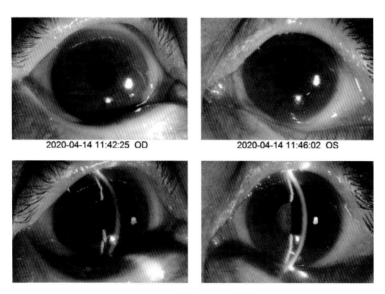

▲ 图 13-4　病例 2 双眼角膜透明

（GCC）大量凋亡（图 13-6）。

【视野】双眼近管状视野（图 13-7）。

【入院诊断】"左眼原发性闭角型青光眼，右眼混合型青光眼，右眼青光眼睫状体炎综合征（？）"。

最终，考虑患者双眼为原发性慢性闭角型青光眼。鉴于左眼大部分房角已关闭，且用降压药以后眼压仍高，视神经损伤严重，故决定行左眼 Phaco+IOL 植入 + 房角分离 + 虹膜周切术。虽然右眼 UBM 显示大部分房角关闭，但目前患者眼压正常，眼底照片显示视神经损伤并不严重（视野检查质量较差），内皮面有 KP 残骸，考虑为混合型青光眼（慢性闭角型青光眼合并青睫综合征），行

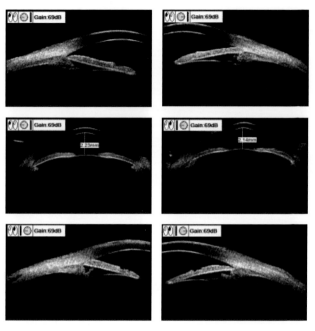

▲ 图 13-5　病例 2 UBM：左眼角膜水肿，双眼 1/4 房角宽及 3/4 房角闭

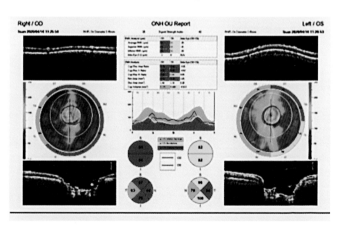

▲ 图 13-6　病例 2 左眼视网膜神经纤维层（RNFL）变薄，节细胞（GCC）大量凋亡

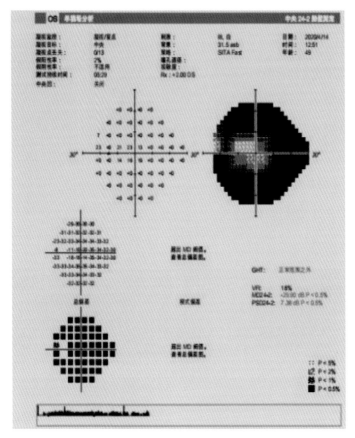

▲ 图 13-7　病例 2 双眼近管状视野

右眼 YAG 激光虹膜周切治疗；双眼术后眼压正常，未出现严重并发症。

患者近日来我院门诊复查，主诉近 3 个月双眼眼胀、流泪，伴右眼视力明显下降。外院测量双眼眼压高 [49.7mmHg/27.0mmHg（R/L）]，已给予局部降眼压、抗炎对症治疗。

【入院后查体】Vod：HM/50cm os：0.25；眼压为 25mmHg/18mmHg
（R/L）。右眼结膜无充血，角膜内皮面见数枚羊脂状 KP（图 13-8），
前房中深，虹膜激光孔通畅，瞳孔略大，直径 5mm，对光反射迟钝，
晶体混浊，C/D 为 0.85（图 13-9），房角动态：大部分关闭；左眼结
膜无充血，鼻侧角膜混浊，余角膜透明，前房中深，瞳孔圆，对光
反射存在，IOL 在位，C/D 为 0.9，房角动态：开放。

【辅助检查】UBM：右眼 1/4 房角窄，3/4 房角闭，下方虹膜
激光造孔清晰可见；左眼 1/4 房角窄，3/4 房角开，人工晶体正位

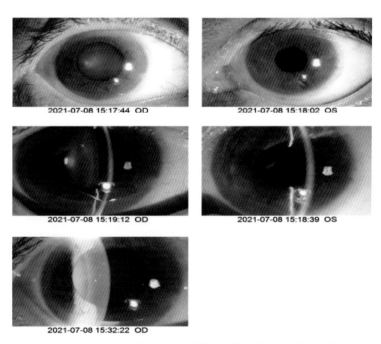

▲ 图 13-8　病例 2 右眼角膜内皮见羊脂状 KP，瞳孔略大

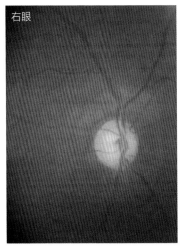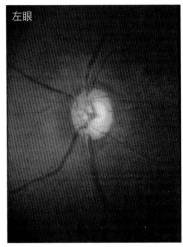

▲ 图 13-9　病例 2 双眼眼底杯盘比大

（图 13-10）。双眼 B 超未见明显异常。

根据以上病史资料，可以确诊右眼为混合型青光眼（慢性闭角型青光眼合并青睫综合征）。入院后行双眼降眼压、抗炎对症治疗，双眼眼压控制可；右眼角膜内皮面羊脂状 KP 逐渐消失，继续抗炎药物治疗；但停降眼压药物后，右眼眼压又升至 20mmHg；监测双眼 24h 眼压曲线，右眼眼压峰值及波动值均异常，炎症已控制，故决定行右眼 Phaco+IOL 植入并房角分离术，手术及术后恢复顺利，术后眼压控制理想。24h 眼压曲线显示左眼眼压控制良好，继续现有降眼压药物治疗。

3. 病例 3

患者于 1 年前无明显诱因而出现左眼视力渐进性下降，伴眼胀、

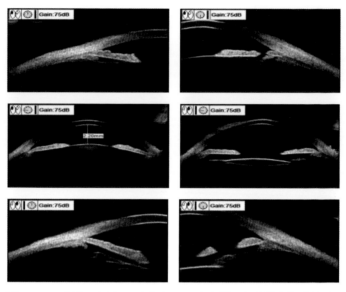

▲ 图 13-10　病例 2 右眼 1/4 房角窄，3/4 房角闭，虹膜激光造孔术后，左眼 1/4 房角窄，3/4 房角开，人工晶体眼，双眼前房渗出物

眼痒等不适。曾在当地医院就诊，诊断为"青光眼"，给予局部降眼压对症治疗，患者为求进一步诊治，特来我院就诊，门诊检查后，以"左眼混合型青光眼，左眼青睫综合征，右眼原发性开角型青光眼（？）"收住院。

【入院查体】视力为 1.0/0.4（R/L），眼压为 15.3mmHg/50.3mmHg（R/L）。右眼角膜透明，前房中深，瞳孔圆，晶体混浊，C/D 为 0.5，房角动态：开放；左眼角膜欠清，角膜可见小片云翳，角膜内皮面可见数个小圆形灰白色 KP（图 13-11），前房中深，瞳孔略大，晶体混浊，C/D 为 0.8（图 13-12），房角动态：开放。

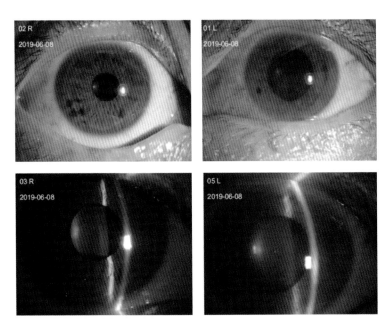

▲ 图 13-11 患者 3 左眼角膜欠清，瞳孔略大

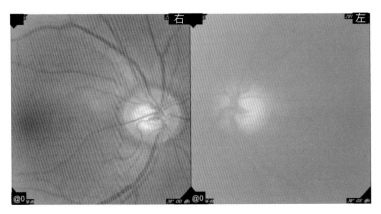

▲ 图 13-12 患者 3 左眼眼底杯盘比大

【辅助检查】UBM：左眼角膜轻度混浊，双眼各象限前房角开放，双眼晶体轻度混浊（图 13-13）。

【视野】右眼旁中心暗点，右眼管视（图 13-14）。

【视盘 OCT】左眼视网膜神经纤维层（RNFL）变薄，节细胞（GCC）大量凋亡（图 13-15）。

【入院诊断】"混合型青光眼（左眼），青光眼睫状体炎综合征（左眼），原发性开角型青光眼（右眼）（？）"。

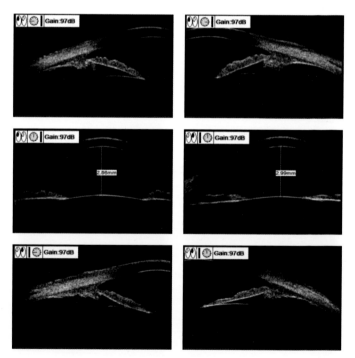

▲ 图 13-13　患者 3 UBM：左眼角膜轻度混浊，双眼各象限前房角开放、晶体轻度混浊

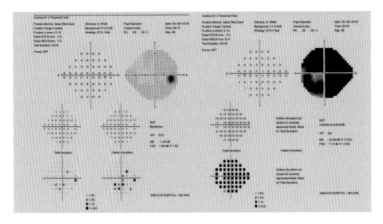

▲ 图 13-14　患者 3 右眼旁中心暗点，右眼管视

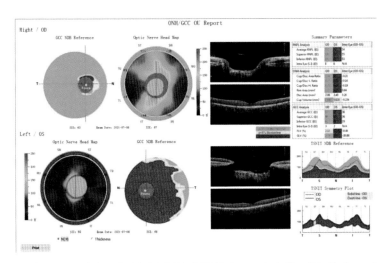

▲ 图 13-15　患者 3 左眼视网膜神经纤维层（RNFL）变薄，节细胞（GCC）大量凋亡

患者入院后经临床观察发现，右眼视神经检查结果尚属于正常范围，但眼底照片可见下方视盘盘沿厚度次于上沿即不符合 INST 规则，OCT 报告显示下方视网膜神经纤维层偏薄，用药后 24h 眼压监测眼压仍然较高，可考虑为早期的 POAG，故加强局部降眼压药物治疗；左眼给予醋酸泼尼松龙滴眼液、布林佐胺滴眼液、酒石酸溴莫尼定滴眼液、普拉洛芬滴眼液、更昔洛韦滴眼液行抗感染治疗，在抗病毒、降眼压治疗近 1 周后，眼压明显下降，KP 逐渐吸收，但 KP 消退后眼压仍高（24～28mmHg），可考虑为 PSS 合并 POAG，药物治疗难以控制眼压，故决定行左眼青光眼引流阀植入术，手术及术后恢复顺利。

（吴立平　吴作红）

参考文献

[1] Dinakaran S, Kayarkar V. Trabeculectomy in the management of Posner-Schlossman syndrome [J]. Ophthalmic Surg Lasers.2002, 33(4):321–322.

[2] 柯秀峰，朱丹宁，袁鹏 . 青光眼睫状体炎综合征的手术疗效观察 [J]. 中国实用眼科杂志 , 2007, 25(6):642–643.

[3] 王玉宏，孙兴怀，孟樊荣，等 . 青睫综合征手术疗效的临床分析 [J]. 中国实用眼科杂志 , 2005, 23:1100–1101.

[4] Zhong YS, Cheng Y, Liu XH, et al. Trabeculectomy in the management of glaucoma tocyclitic crisis with visual field defect [J]. Ocular Immunol Inflamm, 2010, 18(3):233–236.

[5] 谭海波，陆土恒，柳林 . 选择性激光小梁成形术在青睫综合征中的降眼压作用 [J]. 眼科新进展 , 2015, 35(10):975–976, 982.

[6] 徐晓萍，许霞，周宏健，等 . 非穿透性小梁手术治疗青睫综合征的疗效观察 [J].

现代实用医学 , 2007, 19(6):480–482.

[7]　M Pahlitzsch1, N Torun1, J Gonnermann, A–KB Maier, U Pleyer, E Bertelmann, A Joussen and MKJ Klamann .Trabectome surgery in the treatment of glaucomatocyclitic crisis[J]. Eye.2015;29(10):1335–9.

[8]　陈春明 , 钟红 , 程立波 , 等 . 青光眼睫状体炎综合征青光眼引流器植入术的效果 [J]. 中华眼外伤职业眼病杂志 , 2016, 38(11):855–858.

[9]　宋彦华 , 刘哲丽 . 小梁切除术治疗青睫综合征的临床分析 [J]. 国际眼科杂志 , 2008, (06):1250–1251.

[10]　韩光杰 , 周和政 , 张文强 , 等 .P50 型与 P200 型 Ex–PRESS 引流器植入术对开角型青光眼疗效及安全性的随机对照研究 [J]. 中华实验眼科杂志 , 2015, 33(3):246–249.

第14章 青光眼睫状体炎综合征的中医诊疗

一、中医对本病的认识

（一）中医对青光眼的总体认识

中医学认为人体的水液（包括房水）代谢是有一定的规律的。中医经典古籍《黄帝内经》的《素问·经脉别论》篇中的一段论述，可以充分概括之："饮入于胃，游溢精气，上输于脾，脾气散精，上归于肺，通调水道，下输膀胱。水精四布，五经并行"。这段论述从宏观角度，高度概括了人体水液代谢的基本过程，也可以将其简化成以下过程，即水饮入胃→脾→肺→通调水道（三焦）→膀胱（肾）→排出体外。如果因各种促发因素，导致相关脏腑经络失调或出现病变，都可能会骤然出现水液代谢障碍，影响到房水的循环流出过程，引起眼压突然升高，导致本病的发生。

（二）中医对青光眼睫状体炎综合征的认识

本病属于"瞳神紧小""青风内障"等范畴，病因机制为外有风邪湿热，内有肝胆郁热，病久伤阴，亏虚肝肾，阴精不足，虚火上炎。本病的诱因多与劳累、情绪波动有关，从中医角度来看，七情最易伤肝，使肝气郁结气火上升，影响气血，使局部气血瘀阻，津液畅通受阻，眼压升高。火气煎熬，聚而成疾，角膜后见沉着物[1]。也就是说，青睫综合征与人体的气血津液运行输布失常有关，与人体肝胆疏泄密切相关。肝胆疏泄失常，三焦通调阻滞，气、血、津液运化失常，出现气滞、血瘀、痰凝，玄府不通，神水滞留。若七情所伤，肝失疏泄，气机郁滞，气血失调，气滞血瘀，神水淤积；肝木犯脾，脾失健运，津液停聚，化为痰湿，上犯目窍，玄府不通，神水滞留而成本病。本病病位在瞳神，而瞳神属五轮学说的"风轮""水轮"范畴，风轮属肝经，水轮属肾经，所以本病中医治疗多从肝肾论治[2]。

中医学一般认为青光眼睫状体炎综合征属于"黑风内障"范畴。青光眼睫状体炎综合征的临床表现中，角膜后沉着物为辨病要点，提示小梁炎症的存在，多考虑实症。辨证要点包括肝郁气滞证及痰湿上犯证。肝郁气滞证的表现为：①眼胀、视物不清、有 KP 出现；②胸闷气短，烦躁易怒；③舌质红，苔薄黄，脉弦；痰湿上犯证表现为：①眼胀头重、视物不清、有少量灰白色羊脂状 KP 出现；②胸闷纳少；③舌质红，苔白腻，脉弦滑。

（三）中医对病原微生物感染的认识

研究认为一些病原微生物，如巨细胞病毒（CMV）、单纯疱疹病毒（HSV）感染引起的免疫炎症反应与青光眼睫状体炎综合征的发病有一定的关联性[3]。

病毒感染属中医学"疫毒""瘟疫"范畴。疫毒之邪，从肌表口鼻而入，蕴于脏腑而发病。正如《内经》所说："正气存内，邪不可干；邪之所凑，其气必虚"。机体发病，除了外界致病因子的侵入，内在正气亏损也是关键因素。毒邪外袭，内舍脏腑，耗伤人体正气而变生诸证。从中医学角度分析，各种病毒大致可与"杂气""异气""疫毒"等因素相参。有专家提出，"毒"在中医病因学中的概念之一，可指"存在于自然界中具有生物活性的一类致病因子"，包括细菌、病毒等病原微生物。因此，可以明确指出各种病毒感染性疾病的基本病因是"毒"或"疫毒"。

根据病毒入侵的部位、发病机制不同，可采用分型、分期，并结合现代药理研究等方法进行治疗。中医药主要从抗病毒、调节免疫、改善症状等方面发挥作用[4]。中医药治疗病毒感染有肯定的疗效，黄芪、金银花、鱼腥草、大青叶、蒲公英等均有有效治疗的报道[5,6]。

二、中医对本病的治疗

(一)治疗原则

根据本病的病理变化特点,采用整体宏观辨证与局部微观辨病结合的思路和治疗方法进行辨证施治。肝郁气滞证治疗法则是疏肝理气,活血利水。痰湿上犯证治疗法则是祛痰化湿,利水明目。

(二)饮食疗法

宜选用营养、易消化的食物,如具有清热解毒、利水消肿、活血通络作用的苦瓜、冬瓜、丝瓜、绿豆等。

(三)针刺治疗

通过针刺对穴位的刺激,可以调节全身的气血阴阳,从而使气血、经络通畅,达到治疗作用。

1.常用穴位

眼部常用穴包括睛明、承泣、球后、丝竹空、攒竹、四白、阳白、百会。全身常用配穴包括翳风、翳明、风池、百会、合谷、肝俞、肾俞、脾俞、足三里、光明、三阴交、血海、阳陵泉、阴陵泉等。

2.针法

针对主症配穴,将眼周穴位和远端肢体穴位配合应用,每次选取眼周穴位 1~2 个,远端肢体取 2~3 个,每日或隔日 1 次,分组交替运用,10 次为一个疗程,休息 3~5 天再行下一个疗程。眼周穴位不宜运针提插、捻转，对于肢体、腹部及背部穴位可以针灸并用。

（四）中医药治疗相关研究

1. 龙胆泻肝汤

刘建军等运用龙胆泻肝汤加减治疗青睫综合征患者取得较好疗效。方药组成：龙胆草、车前子、生地各 15g，柴胡、栀子、黄芩各 10g，当归、泽泻各 12g，木通、甘草各 6g。每日 1 剂，水煎分服，14 天为 1 个疗程。本研究纳入的 16 名（16 只眼）患者中，12 名临床治愈（症状、体征消失，3 个月以上无复发）；3 名好转（症状、体征减轻，发作次数减少）；1 名无效（症状、体征无明显改善），大多数患者达到临床治愈 [7, 8]。

2. 熊胆开明片

熊胆开明片由熊胆粉、菊花、石决明、泽泻、枸杞子、龙胆、茺蔚子等中药有效成分组成，具有滋阴明目、清肝泻热的功效。其中熊胆粉能清肝湿热；石决明明目去翳，降眼压；菊花清热泻火；枸杞清肝补肾，明目；泽泻利水消肿；龙胆泻肝实火，除下焦湿热；茺蔚子清肝明目，活血通经。有作者研究了纳入就诊的青光眼睫状体炎综合征患者 147 名（165 只眼），随机分为治疗组 78 名和对照组 69 名。西药常规治疗为对照组，治疗组在西药常规治疗的同时，加用熊胆开明片口服治疗，研究比较 2 组患者的平均视力，平均眼压的变化，KP 消失情况等疗效指标和治疗时间。比较结果表明治疗组的视力恢复时间明显缩短，眼压下降时间明显短于对照组，KP 消失时间优于对照组，总好转率明显较高[9]。

3. 加味柴胡桂枝干姜汤

有作者收集研究了 2013 年 1 月—2014 年 12 月就诊于北京同仁医院中医眼科的青光眼睫状体炎综合征患者 62 名（62 只眼），分为中药干预组 32 名（32 只眼）和对照组 30 名（30 只眼），对照组给予常规西医方法治疗，中药干预组在对照组基础上加用"加味柴胡桂枝干姜汤"口服。观察两组患者临床疗效，治疗前后临床症状、眼压、KP 变化，以及复发率情况。结果表明对于反复发作、辨证属于胆热脾寒型的青睫综合征患者，运用加味柴胡桂枝干姜汤能明显提高患者的治愈率，缩短治疗时间，减轻患者自觉症状，有效控制眼压及炎症反应，尤其在减少复发率方面较单纯西药治疗更有优势[10]。

4. 舒肝明目汤

从中医的角度出发，青光眼睫状体炎综合征属瞳神紧小、五风内障的范畴，其发病与气血津液运化失常、外感邪毒、肝功能失调存在着密切的关系，中医以明目、祛痰、滋肝补肾的治疗原则为主。陈敬韬和章沐曦等在对青光眼睫状体炎综合征治疗中，在常规治疗基础上给予患者舒肝明目汤，组方中的熟地黄、山药、山茱萸、夜交藤、女贞子、茯苓、泽泻、知母、牛膝、牡丹皮、车前子、丹参等药物合用可起到清肝明目、滋阴补肾的功效[11, 12]。陈敬韬等收集了 2017 年 11 月—2019 年 8 月其所在医院的 74 名青光眼睫状体炎综合征患者，随机分为对照组（常规疗法）、研究组（舒肝明目汤口服）各 37 名，比较两组治疗前后视力、眼压与 KP 数目。结果表明在对青光眼睫状体炎综合征治疗中，口服舒肝明目汤可帮助患者改善视力、眼压及 KP 数目[11]。

5. 黄连温胆汤

黄连温胆汤出自《六因条辨》，由黄连、半夏、陈皮、竹茹、枳实、茯苓、炙甘草、生姜、大枣组成。黄连温胆汤是由唐代孙思邈的《千金要方》中的温胆汤演绎而来，具有清热、化痰、开窍、醒神之功效，是治疗痰热内扰的代表方剂，其辛开苦降、寒热互用、补泄同施的配伍法则，恰中该病发病机制。学者舒智宇收集了 2012 年 6 月—2015 年 4 月其所在医院收治的青光眼睫状体炎综合征的 140 名患者的临床资料，均为单眼发病。按照随机数字表法将患者分为试验组和对照组，各 70 名患者。对照组患者采取噻吗洛尔滴眼液治疗，试验组患者采取噻吗洛尔滴眼液联合黄连温胆汤治疗。观察两组患者临床疗效、治愈时间、治疗前后临床症状积分、眼压、KP 变化情况，和治疗前后 IL-4、IFN-γ 水平变化情况、不良反应发生情况。结果表明使用黄连温胆汤联合降眼压药物治疗青光眼睫状体炎综合征的疗效优于单纯使用降眼压药物组[13]。

中医辅助治疗青光眼睫状体炎综合征治疗能缩短病程，最大限度减少或避免全身糖皮质激素的使用，从而减轻糖皮质激素造成的不良反应；中药辨证施治能调整机体免疫功能，减少疾病复发；所以，中医中药治疗是青睫综合征的有效辅助治疗手段。

（洪 玲 吕湘云）

参考文献

[1] 韩红波.中西医结合治疗青光眼睫状体炎综合征[J].现代中西医结合杂志，1999, 8(12):2020.

[2] 闫亚红, 刘贤升, 廖文江.知柏地黄汤加减治疗青光眼睫状体炎综合征[J].医学信息, 2013,(20):402.

[3] 孙嫣然, 党亚龙.青光眼睫状体炎综合征病因学研究新进展[J].中华实验眼科杂志, 2016, 34(10):957-960.

[4] 王颖芳, 彭勃, 苗明三.中医药治疗病毒感染性疾病研究概况[J].中医药学报, 2003, 31(5):62-63.

[5] 冯晓玲, 牟丽萍, 胥风华, 等.巨细胞病毒感染的中医药治疗研究进展[J].时珍国医国药, 2009, 20(6):1463-1464.

[6] 林曦.中医辨证治疗单纯疱疹病毒性角膜炎的临床效果研究[J].齐齐哈尔医学院学报, 2017, 38(22):2675-2676.

[7] 欧阳云, 曹淑霞, 张健.龙胆泻肝汤在眼科临床应用的体会[J].辽宁中医药大学学报, 2009, 11(10):123-124.

[8] 刘建军, 祝瑞德, 王艳.龙胆泻肝汤加减治疗青睫综合征16例[J].浙江中医杂志, 2009, 44(1):71.

[9] 郭小兰.中西医结合治疗青光眼睫状体炎综合征39例[J].现代中西医结合杂志, 2010, 19(30):3304-3305.

[10] 王辉, 邱礼新, 于静.加味柴胡桂枝干姜汤治疗复发性青光眼睫状体炎综合征的临床研究[J].中国中医眼科杂志, 2018, 28(1):26-29.

[11] 陈敬韬, 丛媛.舒肝明目汤口服对青光眼睫状体炎综合征患者视力、眼压与KP数目的影响[J].中国保健营养, 2020, 30(13):111.

[12] 章沐曦, 张伟, 周金红, 等.舒肝明目汤治疗青光眼睫状体炎综合征的临床研究[J].中国中医眼科杂志, 2020, 30(12):860-864.

[13] 舒智宇.黄连温胆汤联合噻吗洛尔滴眼液治疗青光眼睫状体炎综合征的临床疗效[J].中药药理与临床, 2015, 31(4):275-277.

第15章 问题与展望

青光眼睫状体炎综合征（PSS）在西方国家较少见，但在亚洲国家特别是中国长江中下游地区多见。早年认为 PSS 为自限性疾病，预后良好，没有典型的青光眼性视神经损害与视野缺损；近年来许多作者报道大量的 PSS 患者发生了严重的视神经损害；既往认为 PSS 的诊断较容易，但在临床实际的诊断和治疗工作中却存在很多模糊的问题，虽然这本书在这方面做了一些工作，但还有许多问题值得进一步探讨。

首先，PSS 是否可造成与原发性青光眼一样的视神经损害仍是一个存在争论的问题[1]。根据最初对 PSS 的定义，PSS 是一类良性疾病，愈后较好，有自限性。如果按照这个定义来判断，自限性是这类疾病的特点，也就是即使对疾病不给予任何治疗性措施，疾病本身也会缓解，治疗只是缩短了疾病的病程。尽管近年来有国内和国外的文献提出了 PSS 可以导致青光眼性视神经损害，但由于文献

给出的资料信息有限，难以断定这些患者的视神经损害确实是 PSS
本身造成的。在本书第 10 章，我们对已查出青光眼性视神经损害
的 PSS 患者发生这种损害的临床途径进行了探讨。对于合并有原发
性青光眼或因小梁网的损害发生了又一种继发性青光眼的 PSS 患者
而言，后期出现青光眼性视神经损害，学者们应该是容易理解和接
受的。虽然我们提供了两名单纯由 PSS 反复发作造成视神经损害的
患者，初步证实了这种可能，但由于年代久远，资料略欠翔实。理
论上讲，只要病理性眼压升高的程度或其积累作用到达一定的水平，
超过了视神经视网膜等眼组织可以耐受的程度，最终就一定会导致
这些眼组织的损害；但临床上要充分地证实这种可能，尚需开展更
加严密的前瞻性研究，从初次发作开始建立完善的基线、连续动态
地观察记录病情的发展变化，切实地证明这类患者的视神经损害确
实是 PSS 病程发展的一部分。如果这项工作得以完成并取得如其结
果，此时是否需要修改 PSS 的临床定义也是需要考虑的问题。

其次，在第 1 章和第 2 章中，我们阐述了病毒感染在 PSS 病因
学研究中取得的进展，并对其可能的发病机制提出了推测；但对病
毒感染攻击的是房水生成到排出的哪个环节（小梁网还是睫状体，
抑或是角膜内皮）即感染侵犯的靶点、为什么轻微的炎症却引起急
剧的眼压升高等问题尚需进一步的探讨。目前，PSS 的定义和诊断
标准仅仅涉及临床层面，缺乏病因学相关的实验室诊断依据。如果
今后的进一步研究能够对这些问题做出完美的解答并创立一套精
确、可行、无创的实验室诊断方法，则可从病因发病机制与临床结

合的层面对 PSS 的定义和诊断标准做出更科学、更合理的修订。此外，有或无病毒感染的患者是否在眼压和眼部症状上存在一定的差异，其结论也可为以后的临床诊断和治疗方面提供可靠的依据。De Schryver 等 [2] 发现 PSS 发作时的眼压升高程度与房水中 CMV 的拷贝数呈正相关；Kandori 等 [3] 也发现房水中 CMV 的 DNA 拷贝数与前房炎症的严重程度密切相关。

在临床治疗方面，无法预测的反复发作是困扰 PSS 患者和医生的难题。抗病毒药物的使用或许能为此带来新的突破，但药物的浓度、用法、使用频率、疗程和停药指征均需更多探索；持续半年的抗病毒治疗不但给患者带来时间和经济的负担，同时，药物对肝、肾等器官的毒性更令人担忧，抗病毒治疗的适应证也需要多方面的评估 [4, 5, 6]。关于 PSS 的手术治疗，需要进一步研究的问题更多，包括手术的适应证、手术时机的选择、手术方式的选择特别是基于 Schlenn 管的微创内引流手术是否有效，还有不同手术方式对眼压及视野进展的控制，特别是对 PSS 本身复发频度和强度的影响也需要更多的随访研究。挖掘更多可控的复发危险因素，有利于降低 PSS 的发作频率并减少视神经损害；中医中药辨证施治的方法和效果评价也还有大量工作要做。

对 PSS 进一步研究的意义并不局限于 PSS 本身。由于 PSS 具有自然发病、反复发作，发作时眼压多数可达 40～60mmHg，而间歇期眼压完全正常等特性，日本学者岩田和雄早年曾提出可以将之视为研究原发性开角型青光眼患者视神经损害机制的自然模型。如果能对一定数量的 PSS 患者从发病初期即利用 OCT、视盘立体照相、视野和电生理等手段连续动态地观察视网膜视神经的结构和功能变化，应当可以为探讨结构和功能损害的先后及更早期的表现等问题提供更生动有力的证据。我们已开始利用 OCTA 观察 PSS 患者发作期和间歇期的视盘周围血管密度（circumpapillary vascular density，cpVD），发现个别患者发作期患眼的 cpVD 显著降低，间歇期可基本恢复但略低于未发病的对侧眼。如果能对一组 PSS 患者从发病初期即连续动态地进行这种观察，并同时观察视网膜视神经的结构和功能变化，应当可以为探讨血液循环因素在青光眼性视神经损害形成过程中扮演的角色及机制这个重大问题提供新的数据，为提高青光眼的诊疗水平提供新的思路。

（周和政　张　莹）

参考文献

[1] 李树宁 . 青光眼睫状体炎综合征的临床思考 [Z]. 医信眼科 , 2016-12-26.

[2] De Schryver I, Rozenberg F, Cassoux N, et al. Diagnosis and treatment of cytomegalovirus iridocyclitis without retinal necrosis [J]. Br J Ophthalmol, 2006, 90(7):852–855.

[3] Kandori M, Miyazaki D, Yakura K, et al.Relationship between thenumber of cytomegalovirus in anterior chamber and severity of anteriorsegment inflammation[J]. Jpn J Ophthalmol, 2013, 57(6): 497–502.

[4] Chee S, Jap A. Cytomegalovirus anterior uveitis: outcome of treatment [J]. Br J Ophthalmol, 2010, 94(12): 1648–1652.

[5] Chee SP, Bacsal K, Jap A, et al. Clinical features of cytomegalovirus anterior uveitis in immunocompetent patients [J]. Am J Ophthalmol, 2008, 145(5):834–840.

[6] Sobolewska B, Deuter C, Doycheva D, et al. Long–term oral therapy with valganciclovir in patients with Posner–Schlossman syndrome [J]. Graefes Arch Clin Exp Ophthalmol, 2014, 252(1): 117–124.